JN017013

鎌田式

医師のぼくが50年かけてたどりついた長生き食事術

鎌田 實
Kamata Minoru

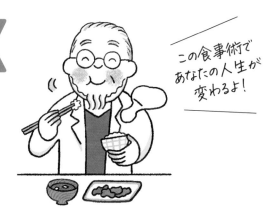

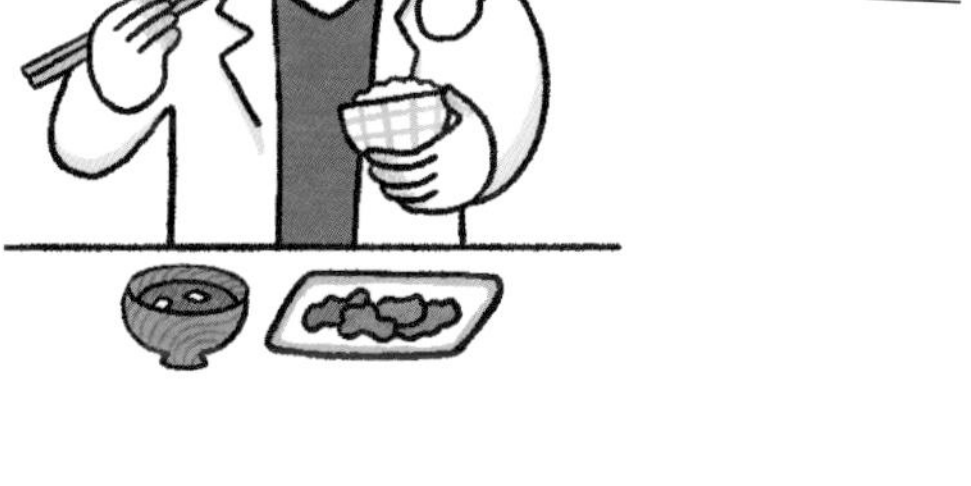

アスコム

佐賀県の女性の「健康寿命日本一」に貢献！鎌田式・がんばらない食事術

ここ数年、ぼくはご縁があって佐賀県に度々足を運び、佐賀県民を健康長寿日本一に導こうとがんばっています。佐賀新聞やえびすFMラジオ、はたまた講演会を開き、健康改善の提案をし続けた結果、**2020年には佐賀県の女性の健康寿命が85・2歳となり、長野県、大分県と並ぶ全国1位**になりました。*

その活動の中心は、なんといっても県民の方に向けて毎月開催している「**がんばらない健康長寿実践塾**」、**人呼んで**「**鎌田塾**」です。

食習慣から運動まで、健康・長生きのための習慣を幅広く提案している鎌田塾ですが、その真ん中にあるのが「**食事**」。地域の管理栄養士の先生方の力も借りて料理教室を開催し、家でも簡単に実践できる食事術をお伝えしてきました。

その軸となるものが、この本のテーマでもある「**きん・こつ・けつ・のう・**

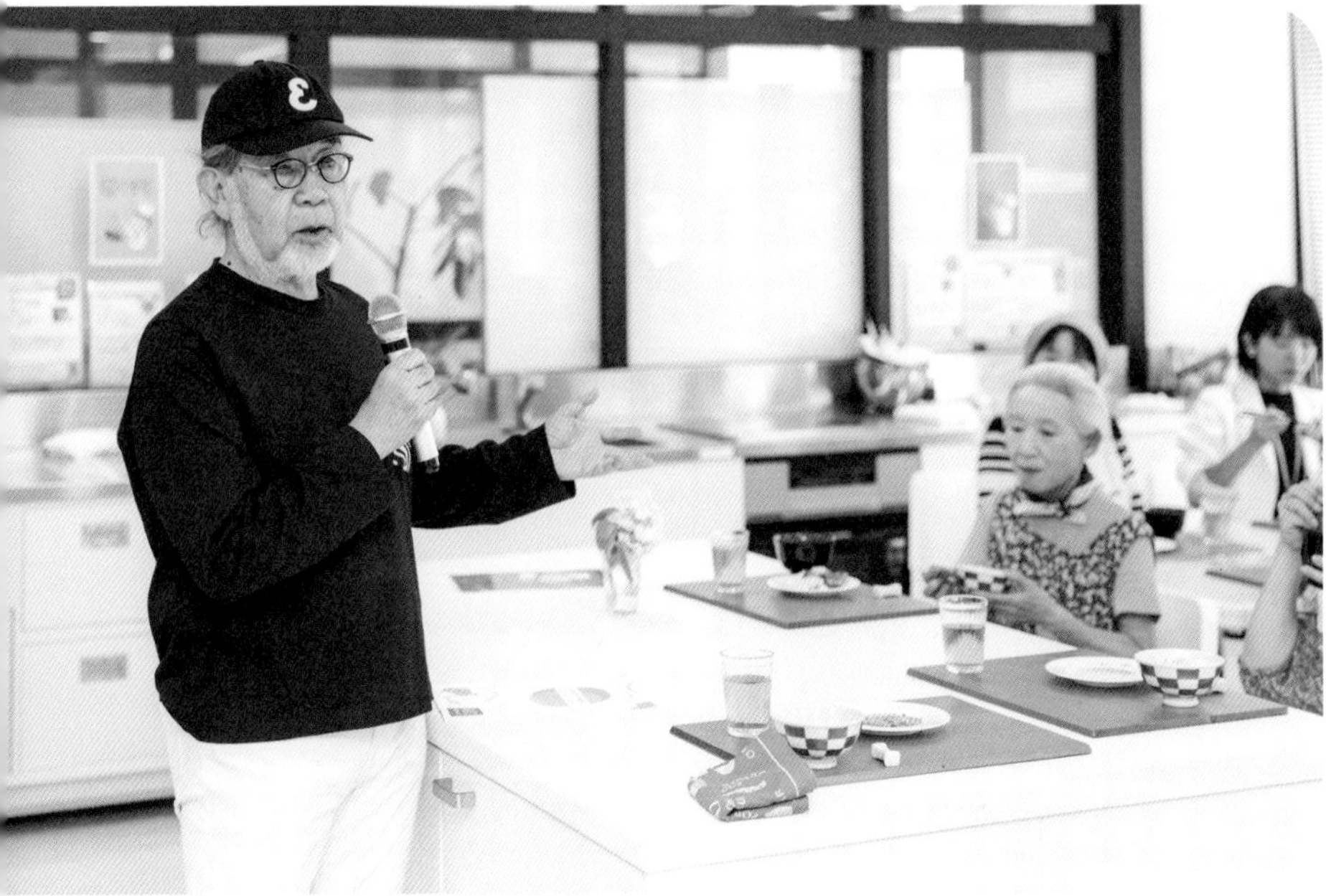

ちょう」、すなわち、筋肉、骨、血管、脳、腸の健康です。この呪文のような５つの言葉が、70歳、80歳、90歳の壁を越え、１００歳までピンピン元気でいるためのカギ。もちろん、40代、50代、60代の働く世代や、子どもの健康にも欠かせません。

「野菜は毎日３５０ｇ」「魚は週5回・卵は１日３個を目標に」「朝のたんぱく質でフレイル予防」など、鎌田塾の教えはすべて「きん・こつ・けつ・のう・ちょう」が基本。

みなさん鎌田塾で学んだことを毎日実践してくれているようで、「体調がよくなった」「体が軽くなった」など、

*国民健康保険中央会発表の「平均自立期間（健康寿命）」

医師冥利に尽きる言葉を聞かせてくれます。

塾生の最高齢は、なんと93歳！ 野菜やたんぱく質をたくさんとるなど毎日の食事をしっかり意識されていて、本当にお元気。ぼくも学ぶことが多いです。

そんな鎌田塾で実践していることをベースに、**第1章は簡単に毎日続けられる食事のひと工夫「11の秘策」を、第2章は絶対に食べてほしい食材と「レシピのいらない調理法」を、第3章は「プラスαの食事術」を紹介**します。

ご存じのとおり、ぼくはずっと長野県の「地域の健康」に尽くしてきました。

長野県といえば、ぼくが赴任した50年前は、脳卒中の罹患率が全国ワーストクラスの不健康県。減塩をはじめとする生活習慣の改善に取り組んだ甲斐あって、長野県は、２０１０年には男女ともに平均寿命全国1位となり、今でも長寿県として知られています。**この本は、ぼくが長野県と佐賀県で健康に取り組んできた50年の集大成。**ぜひ、実践しやすいものから試してみてください。

ぼくが思う「長生き」は、90歳を過ぎても元気で、自分の足で歩いてレストランに行き、日帰り温泉を楽しめること。この本がそのお役に立てれば幸いです。

がまんはせず、おいしいものを
しっかり食べる。
でもちょっと工夫する。
鎌田式食事術で
あなたの人生が変わるよ！

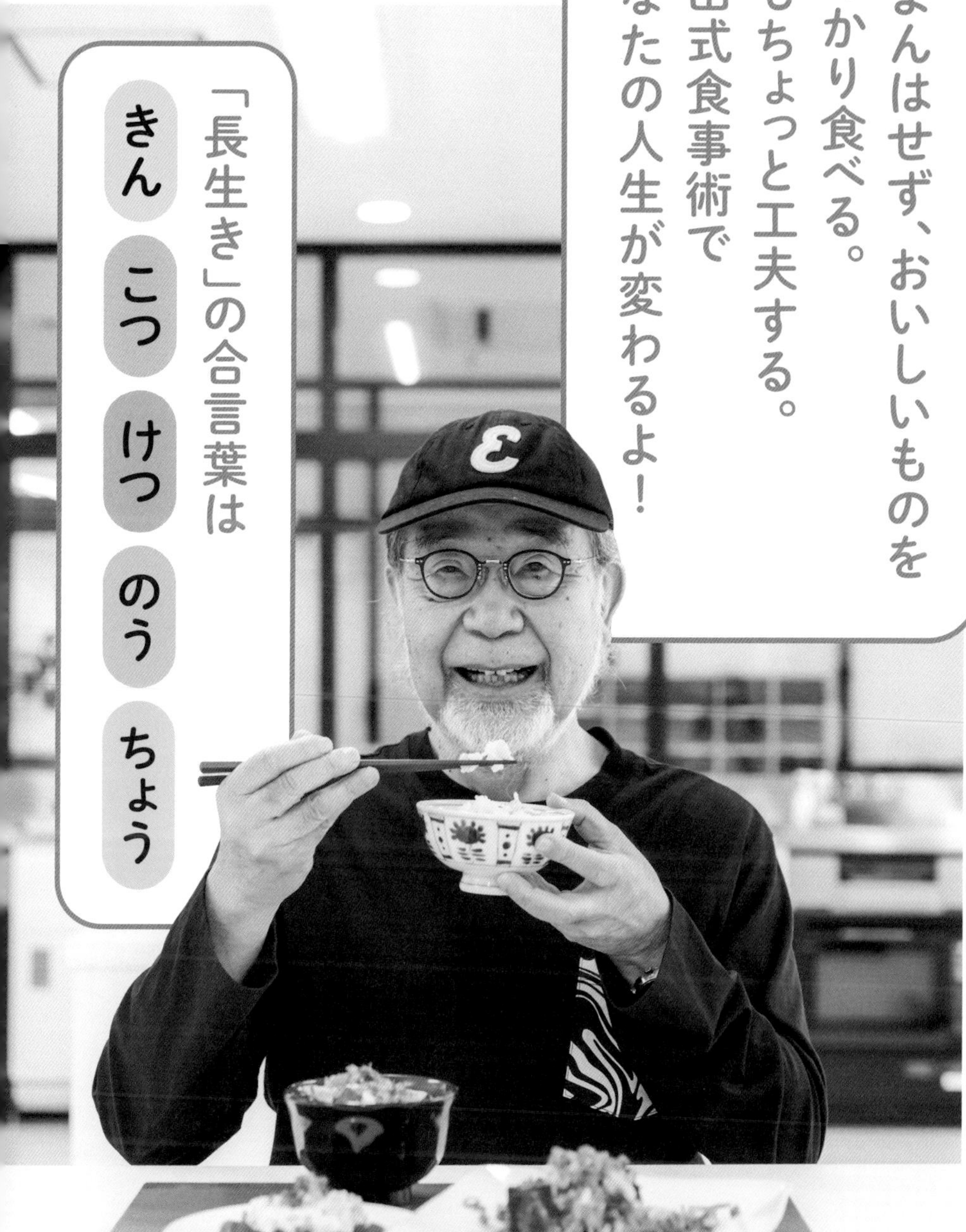

「長生き」の合言葉は
きん　こつ　けつ　のう　ちょう

きん 筋肉

筋肉をつくり、フレイルにならないたんぱく質いっぱいの生活

40歳を過ぎると、毎年1％ずつ筋肉が減っていくといわれています。そうなると怖いのが、フレイルです。**フレイルとは、筋肉のおとろえにより心身の働きが弱くなった「虚弱」の状態**で、65歳以上の8・7％がフレイル、40・8％がプレフレイル（フレイル予備軍）というデータもあるほど身近な症状。[*]

じつに、**65歳以上の方の半分が、筋肉に不安がある状態**なのです。フレイルを放っておけば、要介護へまっしぐら。とくに女性はフレイルの割合が高いため、筋肉の材料であるたんぱく質を積極的にとる必要があります。

たんぱく質をしっかりとること、すなわち「**たん活**」は、鎌田式食事術の基本にして極意。とくに、朝のたんぱく質は効率よく筋肉に変わってくれます。ぼくはこれを「**朝たん**」と名づけ、この本で全国に広めていきたいと思っています。

肉、魚、卵などおなじみの食材でかまいません。毎日、**体重×1・2gのたんぱく質**をとりましょう。3食でバランスよくとることが基本ですが、食間に「**こまめに」とることも大切**です。チーズやナッツなどの「**たん活おやつ**」や、鎌田塾秘伝の味つけ卵もぜひ試してみてください。

＊東京都健康長寿医療センター研究所が2020年に発表

きん（筋肉）の長生き3大原則

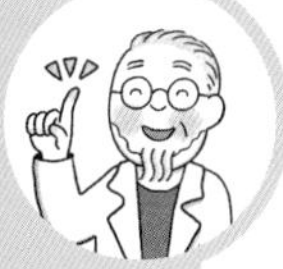

1 朝のたんぱく質で「朝たん」生活

2 たんぱく質は1日に体重×1.2g

3 3食+αで「こまめに」とる

筋肉づくりで大切なのは、食事でまんべんなくたんぱく質をとること。朝にヨーグルトやチーズを食べたり、おやつのおせんべいを大豆食品や乳製品に替えたり、日々のこまめな「たん活」が良質な筋肉をつくります。

まだ間に合う！　鎌田式・フレイルチェック

- □ 立つときに「よいしょ」と言う
- □ ペットボトルのふたがあけにくい
- □ 以前に比べて疲れやすい
- □ 前を歩く人を追い抜けない
- □ 1年で体重が2～3kg減った

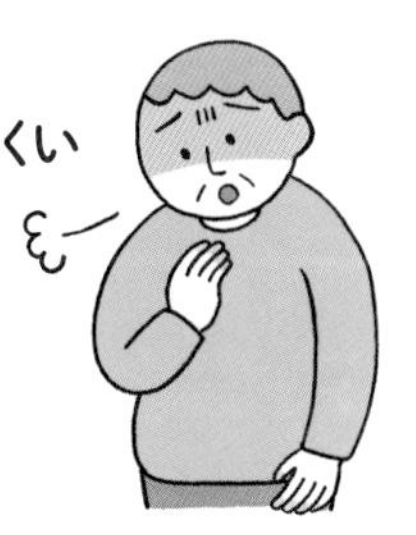

1つでも当てはまったらプレフレイル、3つ以上当てはまったらフレイルの可能性が高い状態。とくに、握力低下と肥満が同時進行している「サルコペニア肥満」の人は、認知症リスクが6倍も高まるという調査も＊＊。

＊＊2022年順天堂大学の調査報告より。BMI（体格指数）が25以上の肥満、かつ握力が男性28kg、女性18kg未満の「サルコペニア肥満」の場合

こつ 骨

バランスのよい食事とこまめなカルシウムで骨太人生を

ぼくは今、75歳で、骨密度は135%あります。

骨密度の正常値は80%以上ですから、我ながらすごい数値ですよね。

骨粗しょう症の人は全国で約1280万人。更年期以降の女性の割合がとくに高く、**60代女性の5人に1人、70代女性の3人に1人が骨粗しょう症**ともいわれます。くしゃみで骨折する高齢者もいるほど、骨密度の低下は深刻な問題です。

また、眼窩《がんか》という目の骨がくぼむと目じりにシワがより、くまができ、年老いた顔になります。**骨を強くする「骨活《こつかつ》」は、健康はもちろん、全身の若々しさを保つのにすごく大切**なんですね。

カルシウムというと魚介類や乳製品のイメージですが、大豆食品や野菜にも含まれています。38ページで紹介する「**4群・2群の法則**」で、さまざまな食材からバランスよくカルシウムをとることが大切ですし、カルシウムは排出されやすいので、こまめにとることも欠かせません。しらす干しなどの**「まるごと小魚」**は効率よく、手軽にカルシウムを摂取できます。逆に、**カルシウムを排出させるリンには要注意。**この本の食事術で、日々、骨を強くしていきましょう。

こつ（骨）の長生き3大原則

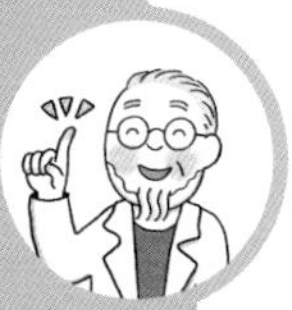

1. 「4群・2群の法則」を毎日の食事に取り入れる
2. カルシウムはとにかくこまめに
3. リンを多く含む食品には注意が必要

骨は高齢になっても毎日生まれ変わります。3食バランスのよい食事とともに、骨ごと食べられる小魚などを常備して、こまめに食べるのも骨活の基本。また、ビタミンDやKはカルシウムの吸収を助ける働きがあります。

まだ間に合う！ 鎌田式・骨粗しょう症チェック

- □ 以前より身長が4cm以上縮んだ
- □ 家族に骨粗しょう症の人がいる
- □ お酒をよく飲む
- □ 背中や腰に痛みを感じる
- □ 背中や腰が曲がってきた

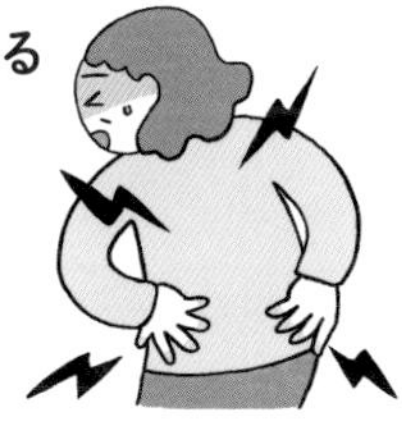

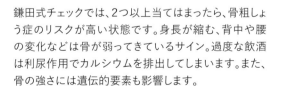

鎌田式チェックでは、2つ以上当てはまったら、骨粗しょう症のリスクが高い状態です。身長が縮む、背中や腰の変化などは骨が弱ってきているサイン。過度な飲酒は利尿作用でカルシウムを排出してしまいます。また、骨の強さには遺伝的要素も影響します。

けつ血管

人は血管から老いていく
薬より、まずは食習慣の改善を

アメリカの医学博士ウィリアム・オスラーが「**人は血管とともに老いる**」という言葉を残していますが、まさにそのとおり。若々しい血管が長生きの秘訣です。

そこで、血管の老化度が簡単に計れる数式を紹介しましょう。

（最高血圧－最低血圧）÷3＋最低血圧

この数式に自分の血圧を当てはめて、**100を超えたら血管の老いの兆候**。動脈硬化が始まっている可能性あり。ただし中高年以上の方は、**最高血圧と最低血圧が150－90の間であれば、薬は使わずに生活習慣の改善を目指しましょう。**

食事でまず工夫すべきなのが**減塩**。塩分のとりすぎは血圧を高め、血管の老化に拍車をかけます。この本では**お酢や牛乳を使った簡単でおもしろい減塩法**も紹介するので、ぜひ試してほしいです。また野菜や海藻をたくさんとることもポイント。**ほうれん草や小松菜、海藻類には塩分を排出するカリウムが豊富**に含まれています。カリウムは血圧を正常に保つミネラルなので、ぜひ毎日とりたいですね。

さらに、**抗酸化作用や抗炎症作用が期待できるしょうがやスパイス類**を活用するのも手。ぼくは減塩しょうゆを使うなど、調味料にも工夫をしています。

けつ（血管）の長生き3大原則

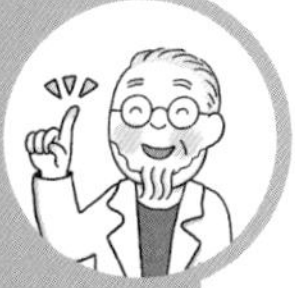

1 酢や牛乳で「減塩」にひと工夫

2 野菜、海藻をしっかり食べ血圧を安定させる

3 抗酸化作用のある食べ物をプラスする

1日の塩分摂取の目標量は、男性7.5g、女性6.5g未満。高血圧の人は男女ともに6g未満です。でも実際には、男性11g、女性9g程度という厚生労働省のデータがあります。いつもの食事では、塩分過多の可能性大！

まだ間に合う！ 鎌田式・動脈硬化チェック

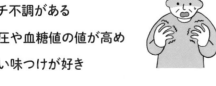

- ☐ 階段を上ると胸がしめつけられることがある
- ☐ 手足が冷たくなったり、しびれたりする
- ☐ 冷え、むくみ、肩こりなどプチ不調がある
- ☐ 血圧や血糖値の値が高め
- ☐ 濃い味つけが好き

2つ以上当てはまったら、動脈硬化が始まっている可能性あり。血管は全身にはりめぐらされていて、血管障害により胸や手足に異常を感じることも。冷えや肩のこりも、毛細血管の不調なので注意が必要です。

のう

脳

認知症は生活習慣病のひとつ 予防策の中心はなにより食事術

ぼくも最近は、人の名前が思い出せないことや、会話で「あれ、それ」という言葉が増えました。脳のおとろえ、とりわけ認知症は、他人事ではありません。誤解している人も多いのですが、**認知症は突然発症する病気ではなく、糖尿病などと同じ生活習慣病のひとつ**。習慣を変えることで、認知機能のおとろえを食い止めることは十分可能です。実際、**認知症の前段階として訪れるMCI**（軽度認知障害）**の段階で適切に対応すれば、正常な脳に戻れる可能性が十分にある**こともわかっています。そして、その中心はやはり「食事」です。

DHAが豊富な青魚、脳の神経伝達をサポートするオメガ3脂肪酸を含むナッツ類などの「**ブレインフード**」を、日々の料理の食材にプラスしてみましょう。また、野菜や果物に含まれるポリフェノールは脳の酸化を防ぎます。ぼくは毎日350gの野菜を食べようと言っていますが、**とくに野菜ジュースは手軽で**す。ごはん、麺類など炭水化物（糖質）を最後に食べる「**カーボラスト**」だけで血糖値の上昇がおだやかになり、脳の慢性炎症の予防効果が期待できます。

毎日の食事を見直し、ぼくと一緒に「**認知症にならない人生**」を歩みましょう！

のう（脳）の長生き3大原則

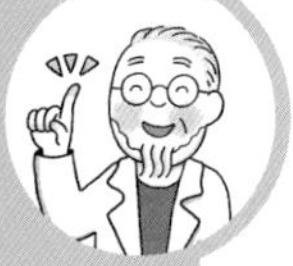

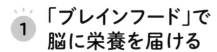

1. **「ブレインフード」で脳に栄養を届ける**
2. **野菜は1日350g 手軽なのは野菜ジュース**
3. **糖質を最後に食べる「カーボラスト」**

ブレインフードと呼ばれる脳を活性化させる食材や、ポリフェノールが多い緑黄色野菜のジュースも脳活に有効です。血糖値を上げない、食事の「食べ順」も意識しましょう。毎日の積み重ねが認知症を遠ざけます。

まだ間に合う！ 鎌田式・認知症チェック

- □ 同じことを何度も質問してしまう
- □ 人の名前が思い出せない
- □ 外出するのがおっくう
- □ 服装にかまわなくなった
- □ 財布や鍵などがよく見つからない

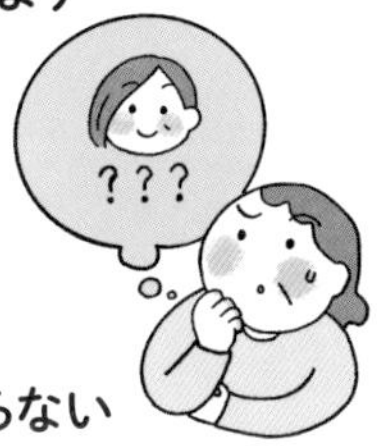

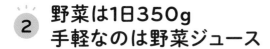

2つ以上当てはまったら、認知症前段階のMCI（軽度認知障害）の可能性があります。何度も同じことを聞いてしまう、人の名前がパッと思い出せないなどの兆候があったら要注意。また、人とのかかわり合いを持たないことも認知機能をおとろえさせます。

ちょう

腸

腸は「第二の脳」で長生きの要《かなめ》
野菜と発酵食品で腸内環境を整える

腸は言うまでもなく栄養を消化・吸収する臓器ですが、**免疫細胞の約7割が集中**していて、体内に侵入した病原菌などから体を守る働きもしています。

さらに近年は、腸には約1億個の神経細胞があり、自律神経を介して脳とつながっていることがわかってきました。これを「**脳腸相関**《のうちょうそうかん》」といって、ストレスでお腹が痛くなったり、腸の調子が悪いと鬱々《うつうつ》としたりするのはこのためです。**腸はいわば「第二の脳」**。腸を整えることで、脳の健康にもつながります。

また、腸内の悪玉菌が増えると炎症を起こし、睡眠障害や認知機能の低下、大腸がんなどの原因に。**まさに腸は、「長生きの要**《かなめ》**」**なのです。

腸内環境を整えるには、食物繊維をたくさんとること。毎日350gの野菜を食べるのは大変そうですが、**35ページの「ごちそうみそ汁」**にしたり、**前述の**

とおり野菜ジュースを活用したりといった工夫で、案外簡単にクリアできます。

発酵食品も意識的に食べましょう。とくに、**いろんな産地の発酵食品を食べると、種類の違う菌が腸内で働き、善玉菌を増やしてくれます。**ぼくは地方の納豆を取りよせたり、いろんなメーカーのヨーグルトを食べたりしています。

ちょう（腸）の長生き3大原則

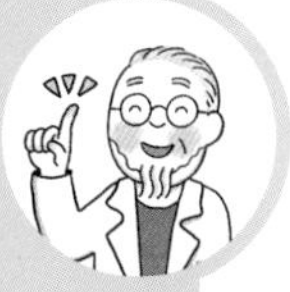

1 食物繊維をしっかり食べるひと工夫

2 産地の違う発酵食品で腸内で菌を働かせる

3 朝日を浴びて朝食を食べ体内時計を働かせる

腸内環境を整えるには、食事のリズムも大事。朝日を浴びながら朝食をとることを習慣にしてみましょう。体内時計がリセットされ、腸の働きも活発になります。食事のリズムを守るだけでも立派な腸活になるのです。

まだ間に合う！ 鎌田式・腸の健康チェック

- □ 下痢や便秘が続いている
- □ 以前より便が細くなった
- □ 便の色が黒っぽい
- □ 朝ごはんを食べない
- □ 食事の時間が不規則

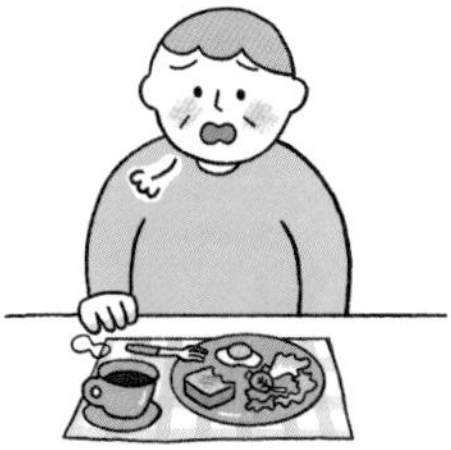

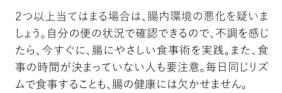

2つ以上当てはまる場合は、腸内環境の悪化を疑いましょう。自分の便の状況で確認できるので、不調を感じたら、今すぐに、腸にやさしい食事術を実践。また、食事の時間が決まっていない人も要注意。毎日同じリズムで食事することも、腸の健康には欠かせません。

毎食・バランスよく食べよう!

「きん・こつ・けつ・のう・ちょう」食材リスト

きん（筋肉）

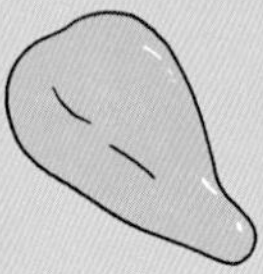

鶏むね肉

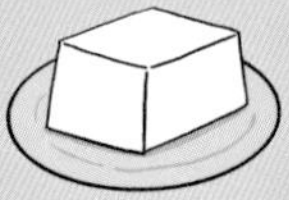

豆腐

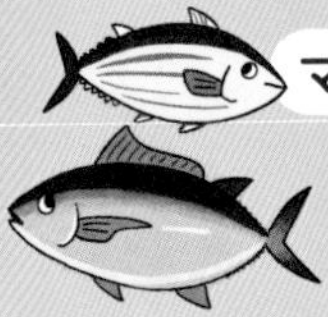

マグロ、カツオ

こつ（骨）

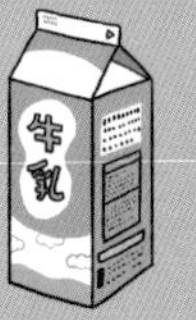

牛乳

ヨーグルト

チーズ

サンマ

きのこ類

ひじき

干し野菜

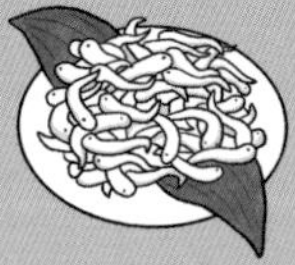

小魚（しらす干し、ししゃも、桜エビ）

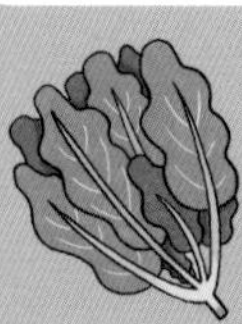

小松菜、ほうれん草

効く最強食材

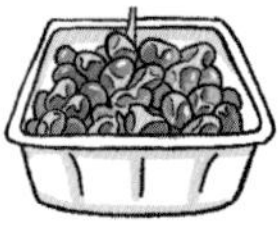

納豆

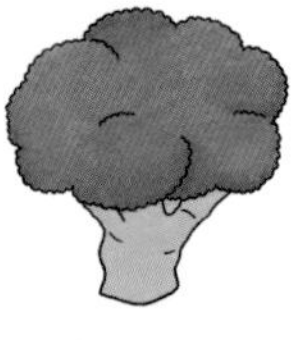

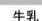

ブロッコリー

サバ缶、イワシ缶、サケ（青魚と赤い魚）

卵黄

鶏レバー

えごま油、アマニ油、オリーブオイル

ナッツ類

アボカド

ブルーベリー

カレー粉

コーヒー

高カカオチョコレート

この本では、きん（筋肉）、こつ（骨）、けつ（血管）・のう（脳）、ちょう（腸）を健康にする長生き食事術を紹介します。その根幹となるのが食材。このリストにあるように、それぞれに有効な食材があります。毎日の食事でバランスよく食べれば、健康で元気な体に近づけます。鎌田先生がとくに愛食している［　　］の食材にも注目！

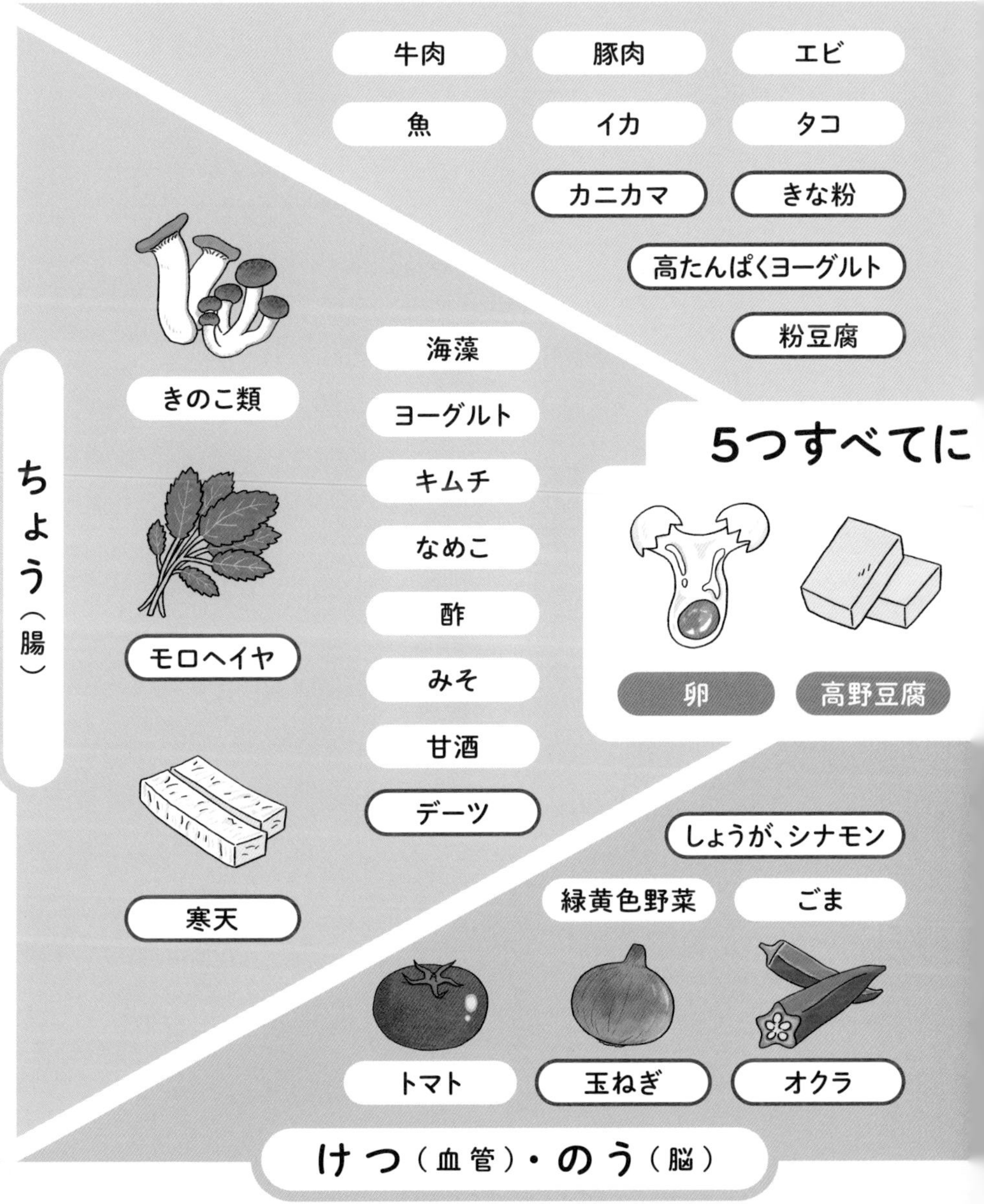

「きん・こつ・けつ・のう・ちょう」は意外と簡単！

長生き食事術5大ルール

おいしいものを食べたもん勝ち。がんばらない。でもちょっと工夫するのが鎌田式長生き食事術。むずかしい技術はありません。5つのルールを実践すれば、90歳を超えてもスタスタ歩ける人生が待っています。

その1 がんばらない

「がんばらない」がぼくの人生のモットー。きびしい食事制限はいりません。食べたいものを食べましょう。でも、健康を「あきらめない」。93歳のカワソエさん（22ページ）も言うとおり「継続こそ薬」です。この本の食事術を、できるものから毎日続けましょう。それが70歳、80歳、90歳の壁を越える第一歩です。

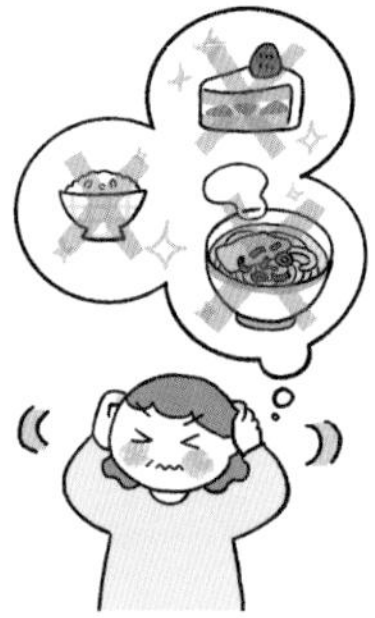

その2 おいしいものを食べる

メタボを気にする人は、ダイエットに走りがち。でも60歳を過ぎたら、もうダイエットを意識するのはやめましょう。BMI値*が24～27くらいの「ちょい太」のほうが、健康で長生きできるというデータもあります。長生きをしたければ、おいしいものを食べること。それをがまんする人生なんて、つまらない！

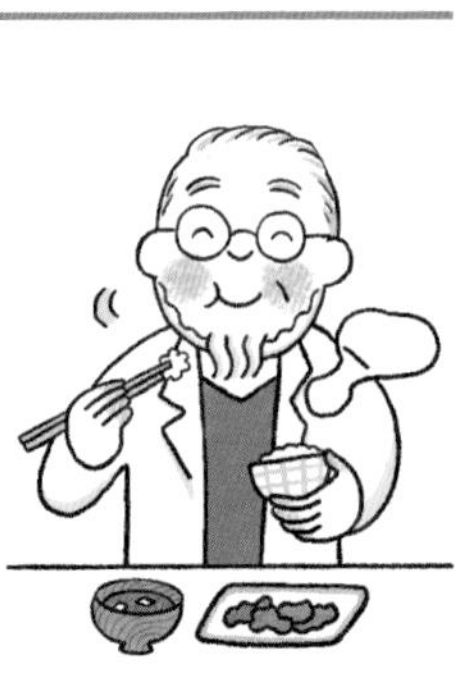

*体重[kg]÷身長[m]÷身長[m]

その3 できるだけ楽をする

毎日3食料理を作るのは大変。カット野菜や冷凍食品などを上手に活用すれば、調理も時短できます。がんばりすぎないで、できるだけ楽をする、ずぼらでオッケーというのが鎌田式。手抜き料理に罪の意識を感じる必要なんてありません！

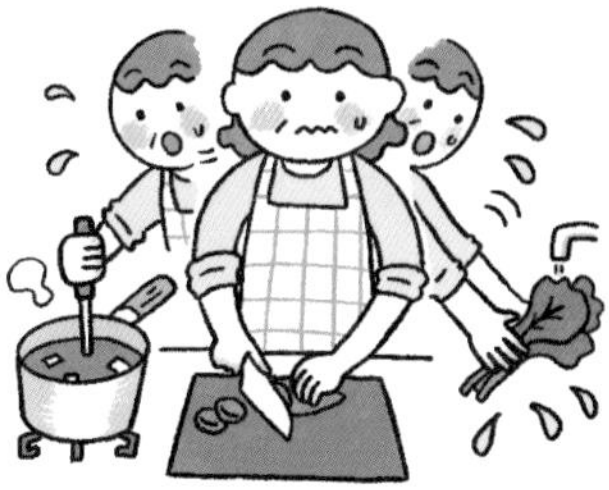

その4 少しだけ工夫する

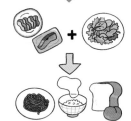

この本で紹介する食事術には、むずかしい話や調理法はありません。本当に、ちょっとした工夫だけ。たとえば炭水化物を食べるのを最後にする「カーボラスト」や、発酵食品を組み合わせるといった簡単なテクニックばかりです。料理が苦手な人もマネできる工夫なので、気軽に試してほしいです。そんな小さな工夫が習慣になったら、もう勝ったも同然です！

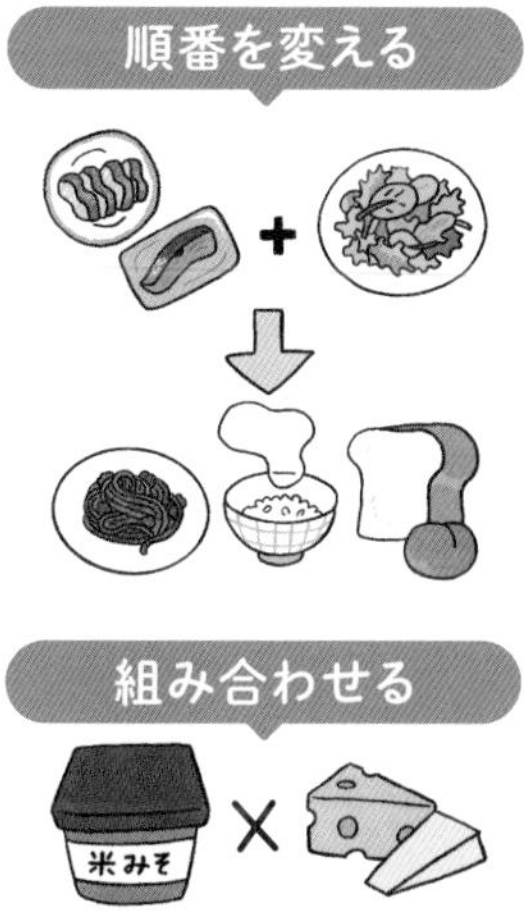

その5 楽しみを見つける

ぼくの健康法は「楽しみながら」が大前提。調理そのものはもちろん、食材や食器選びにもぜひ楽しみを見つけてください。毎日、気持ちを高めながら、長生き食事術を実践してほしいです。

鎌田塾の取り組み

食事、運動、人との交流で健康長寿日本一へ！

この日の鎌田塾は「筋肉が増える『朝たん』生活」がテーマ。野菜がたっぷり食べられる「ごちそうみそ汁」をはじめ、「切り干し大根とトマトのヨーグルトサラダ」「高オレイン酸大豆ごはん」「サバ缶しょうが煮」を作りました。

朝食を豪華に、というのがたん活の基本。この1食でたんぱく質を25gとれるうえに、食物繊維がいっぱいで、朝から

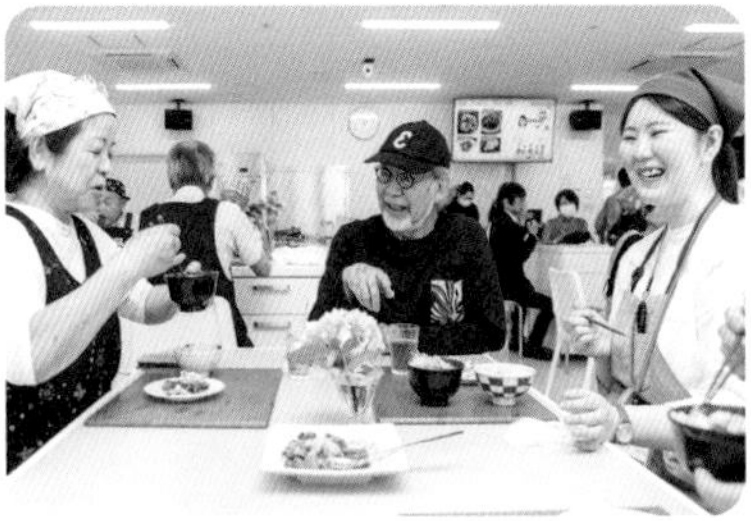

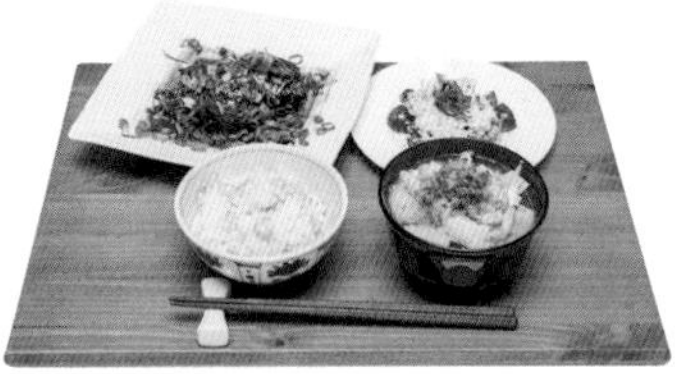

▲ 大豆ごはんは、水洗いした乾燥大豆と白米を1：2の割合で炊くだけ！

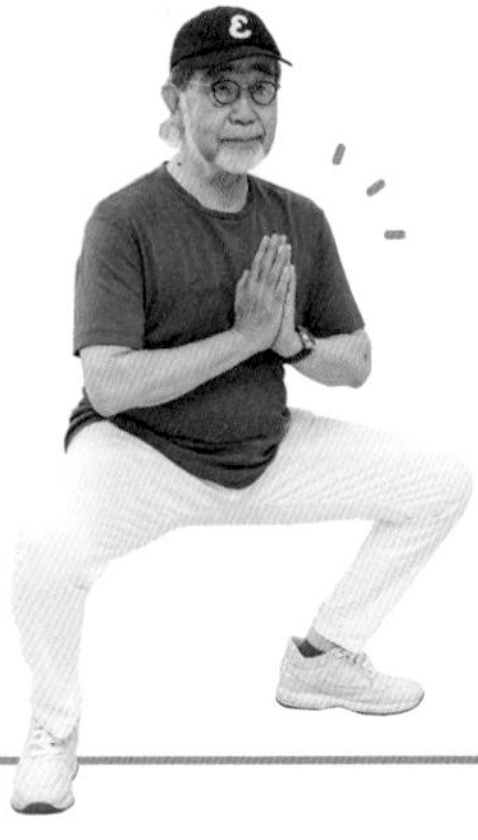

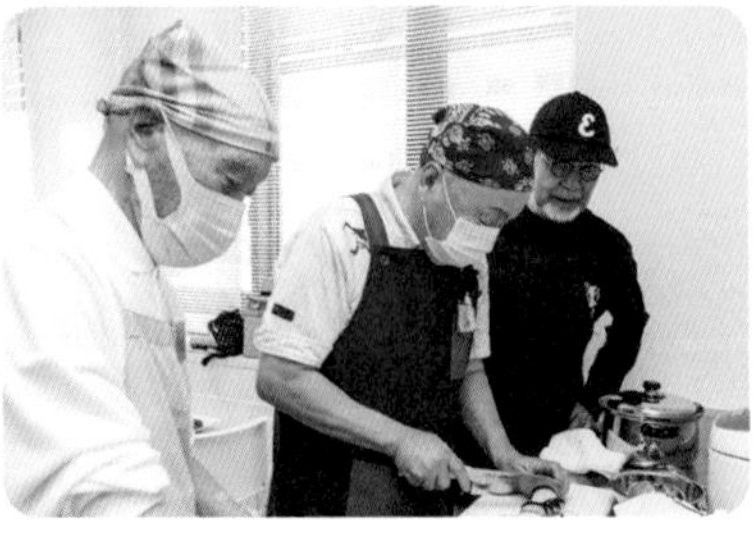

◀ 運動コーナーでは、毎日実践してほしい鎌田式ワイドスクワット（121ページ）を伝授。

腸活もばっちりです。
医療費が全国でも高い「不健康県」と言われた佐賀で鎌田塾をはじめて、早6年。**食べて、運動して、人と交流して、活力が湧いてくる。元気に長生きする。これが鎌田塾の目指すところ**です。

塾生のみなさんの声！

- 鎌田塾で習った料理を家でも作っています
- ずぼらでもおいしい工夫ができる！
- 体が強くなり、風邪をひかなくなりました
- 野菜が嫌いだった夫がサラダを食べています
- 腸活効果でお通じが安定。夜もぐっすり！

佐賀県のラジオパーソナリティー　**よしのがり牟田《むた》さん**

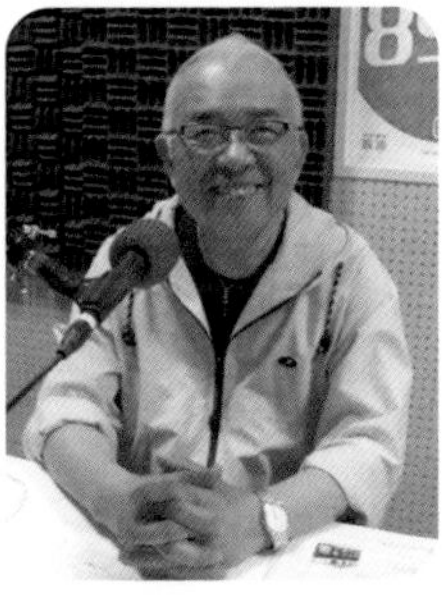

鎌田先生出演・えびすFM「鎌田實 しあわせの処方箋」のMC。毎週水曜日の17時から放送中。インターネットを使うと全国で聴けます。

ストレス肥満を脱出した食事術は鎌田先生の教えと同じでした

以前ストレスで太ってしまったとき、野菜と魚、鶏のささみを意識して食べるように食生活を見直しました。考えてみれば、これらは鎌田先生がいつもおっしゃっている食事術だったんですね。

1年半で20kg近くやせた成功体験がエネルギーとなり、次のやる気につながりました。鎌田先生からは、小さな成功の積み重ねが大事だといつも教わっています。

鎌田塾最年長

93歳！カワソエさんに聞きました！

とにかく続けること「継続こそ薬」です

はじめまして、鎌田塾塾生の川副達夫《かわそえたつお》と申します。今年で93歳になりまして、現役の塾生では最高齢だそうですね。

よく、元気に長生きの秘訣を聞かれるのですが、昔から家庭菜園をやっていたので、ずっと野菜をたくさん食べてきました。それと、**年寄りはたんぱく質が大事と鎌田塾で教わってからは、みそ汁に卵を落としたり、「こまめにたんぱく」**

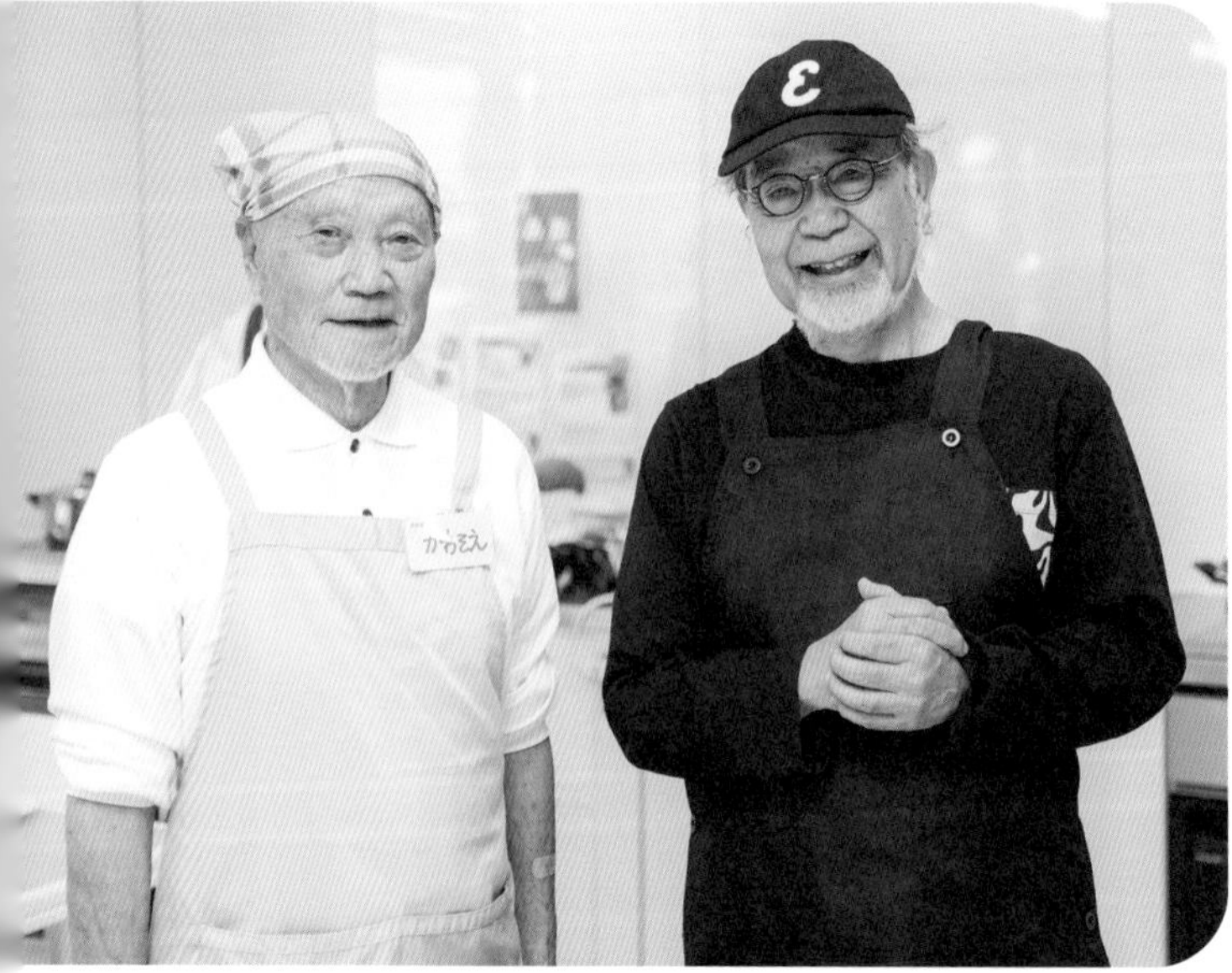

（118ページ）を入れたりしています。**納豆は毎日食べるし、魚も好き**です。

毎朝4時に起きて、半月に一度は清水をくみに行き、白湯にして飲みます。前は冬でも冷水だったけど、鎌田塾で「**冷水は刺激が強いから白湯にしよう**」と教わりました。毎朝の白湯が自律神経を整え、腸を刺激して便通がよくなるそうです。

鎌田塾では仲間もでき、社会とつながるきっかけです。ほかにも、尺八を習ったり、お茶の間でテレビ体操をしたり。そんな生活を60年以上続けています。

これがいいと思ったらとにかく続けること。**継続こそ薬です。**最近は佐賀県のテレビCMに出させていただきました。長生きするといいことがあるものです。

カワソエさんの元気の秘密

- 野菜中心の食事
- たんぱくたっぷりみそ汁
- 毎朝1杯の白湯
- 趣味を楽しむ
- 人と交流する
- お茶の間体操

「90代でもひとりで日帰り温泉に行ける」が鎌田塾の目標。カワソエさんはそれを体現したすごい方です。「継続こそ薬」とは、まさに名言です！

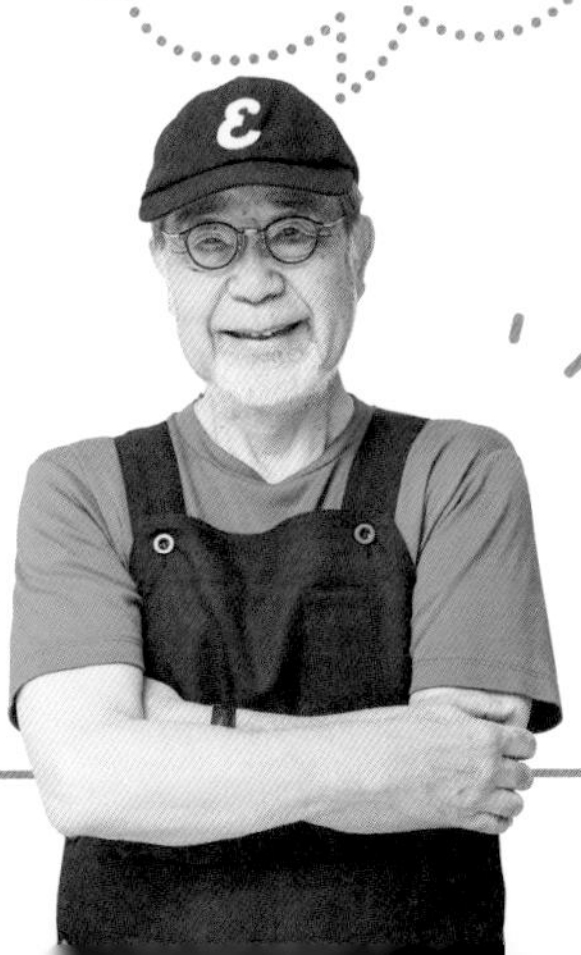

もくじ

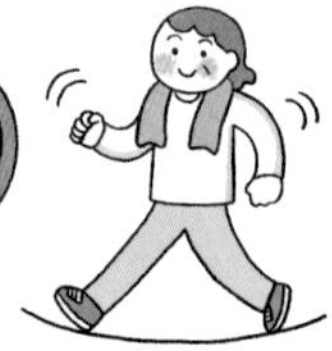
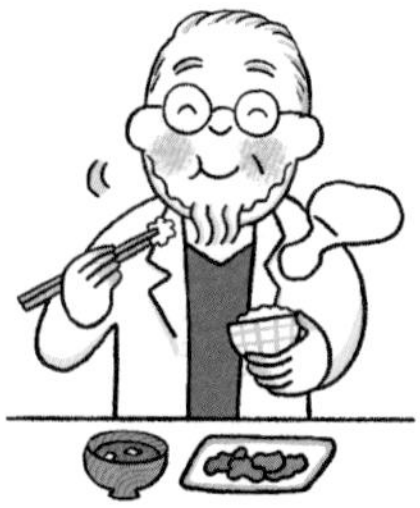

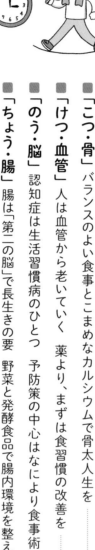

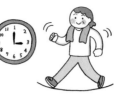

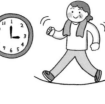

第1章

少し工夫して、楽しく、がんばらない！
鎌田式「長生き食事術」11の秘策！

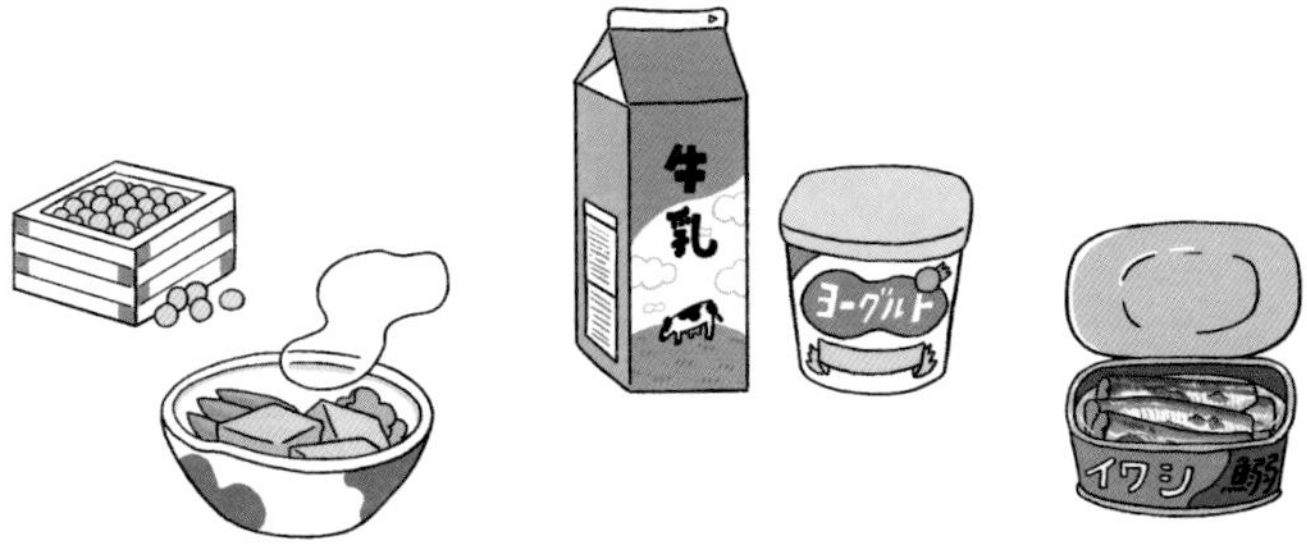

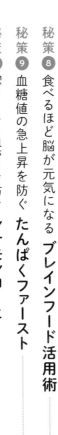

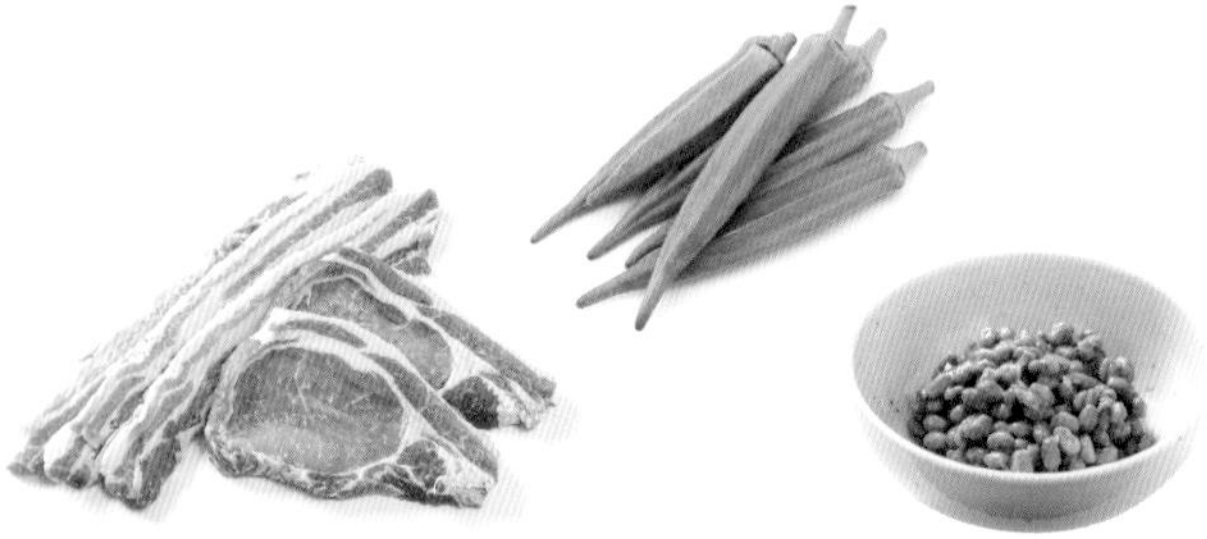

第2章

老化を遠ざけ、元気で長生きするための22の食材

これを食べよう、こう食べよう!

第3章

100歳まで、ピンピンひらりと生きる9つのコツ

基本の食事術からもう一歩踏みこむ！

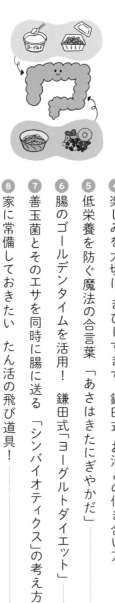

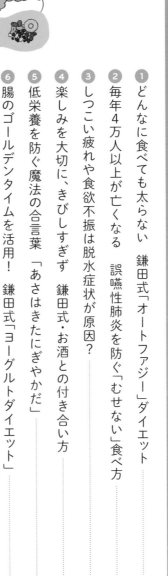

第1章

少し工夫して、楽しく、がんばらない！

鎌田式「長生き食事術」11の秘策！

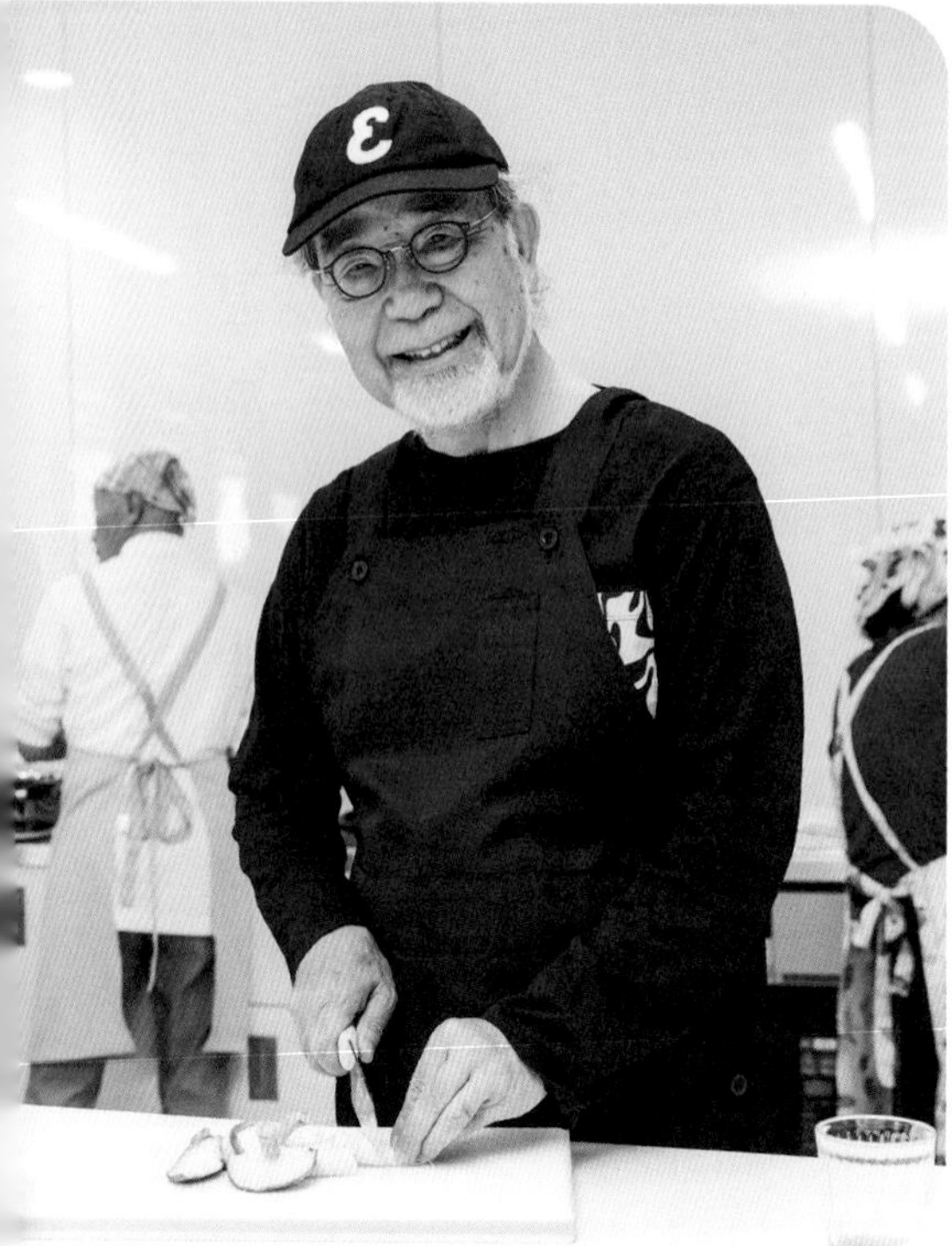

ここからは実践編！

「きん・こつ・けつ・のう・ちょう」を強くして、何歳でも、毎日楽しく、好きな場所へ歩いていくための体をつくる。

そのための食事術をお話しします。

筋肉をつけてフレイルを予防するためには、**体重×1g、ご高齢の方は体重×1・2gのたんぱく質が必要**です。

骨を強くして、**自分の足でスタスタ歩くためのカルシウムが、日本人は毎日150~200gほど足りていません。**

血管や脳、腸をいつまでも健康に働かせるために、**野菜を1日に350gは食べてほしいし、魚もできれば毎日食べてほしい。**

そんなの大変だ、と思いますか？

大丈夫。

ぼくはこれまで「食べたいものをがまんしよう」と言ったことは一度もありません。むしろ、**「おいしいものを食べたもん勝ち」**だと考えています。

好きなものを食べて、楽しく、がんばらない。それが鎌田式。

ただ、**そのために必要なのが、ちょっとだけ工夫することです。**

そんな、毎日の食事に取り入れやすい**「11の秘策」**をこれから紹介します。

いきなり全部をやらなくても大丈夫。これならできそう、楽しそう、と思えるものから試してみてください。

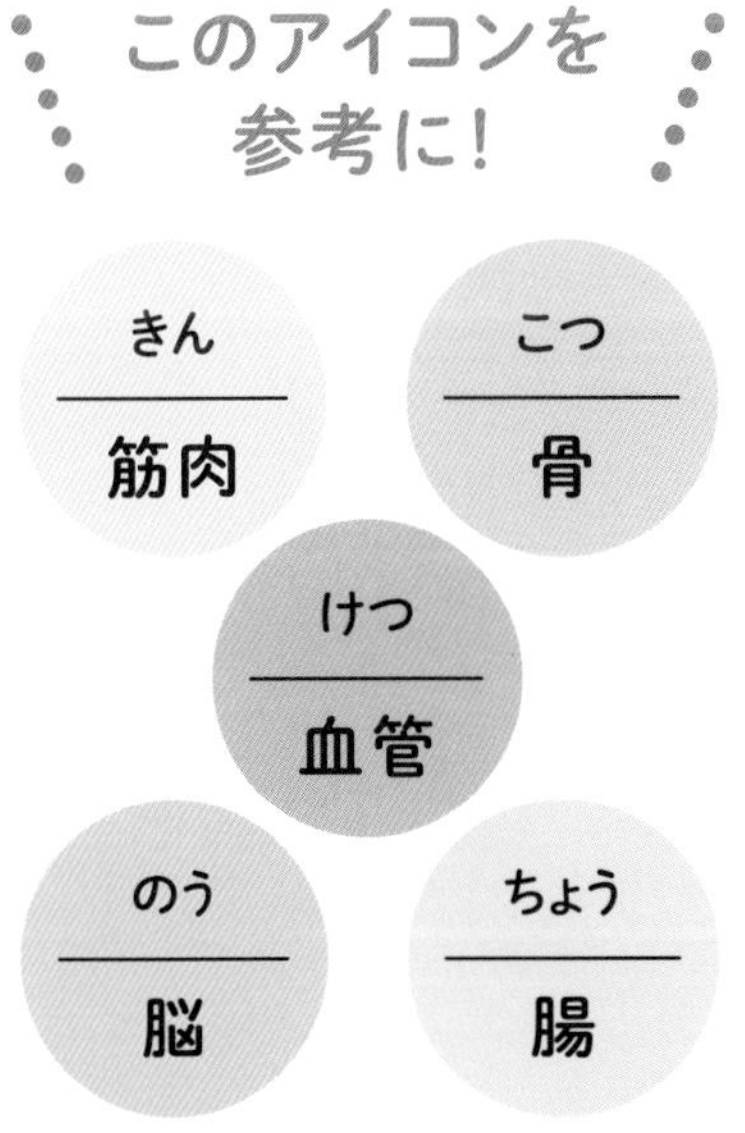

秘策 1

筋肉を増やす朝たん生活

鎌田式みそ玉革命

一度に体に吸収できるたんぱく質の量は限られています。だから、やみくもにたんぱく質をとっても、邪魔なものとして体の外に排出されてしまいます。

大切なのは、**3食の中でバランスよくたんぱく質をとること**。

とりわけ重要なのが、**朝のたんぱく質、略して〝朝たん〟**です。

高齢女性を対象とした調査*では、**夕食よりも朝食にたんぱく質を多くとった人のほうが、骨格筋指数や握力が高い**という報告があり、これには体内時計がかかわっていると考えられています。だから、朝食抜きというのが一番いけません。

ところが、日本人の3食のたんぱく量の割合は、若者から大人まで、夕食がもっとも高く、朝食はその半分程度。この**朝と夜のたんぱく量の割合を逆にするだけで、効率よく筋肉をつけ、フレイル予防につなげる**ことができます。

朝たんの最強の味方は、やっぱりみそ汁。ぜひ「**鎌田式みそ玉**」を活用してください。鎌田式では、**たん活に効くサバ缶やチーズ、野菜を入れて具だくさんの**

ここに効果的！

きん 筋肉

ちょう 腸

*長崎大学と早稲田大学を中心とする研究グループによる調査報告

みそ玉にするのがポイント。毎朝お湯を注ぐだけでみそ汁が完成。ぼくはこのみそ玉を、とにかくいそがしい朝の食事に革命を起こす秘策だと思っています。

たんぱく質だけでなく、朝食の量を全体的に増やして、**朝食・昼食・夕食のバランスは4：4：2が理想的。**せめて4：3：3は目指しましょう。

あるテレビ番組で、ぼくが「**朝たん生活**」と言ったら、出演者の方からすごく好評でした。これからは、全国に〝朝たん〟を伝えていきたいと思っています。

長生き“朝たん”術
「鎌田式みそ玉」で作る「たんぱくみそ汁」

たんぱく質量10gアップ！

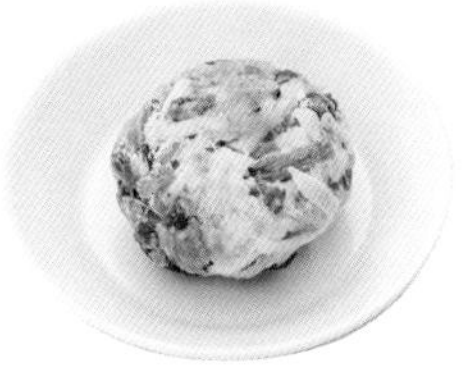

・サバ缶
・チーズ
・ほうれん草

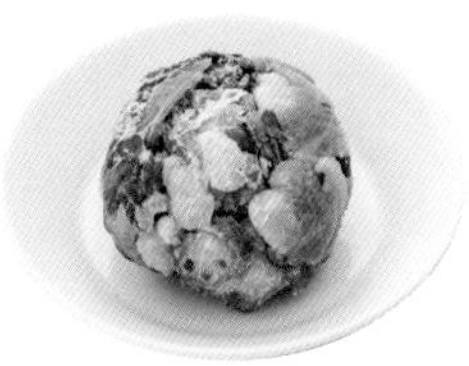

・大豆
・オクラ
・ほうれん草

冷凍したみそ玉をお湯で溶くだけ！

分量の目安（2人分）

みそ…16g（大さじ1弱）、**減塩顆粒だしの素**…2.4g（小さじ1弱）、**お好みの野菜**…適量（そのまま食べられる冷凍野菜や乾燥野菜を活用してもOK）、**お好みのたんぱく質**…適量

「鎌田式みそ玉」は、みそと顆粒だしを好みの具材と一緒にまぜて、1食分ずつラップで冷凍しておくだけ。サバ缶やチーズ、大豆などを入れれば、1食で10〜15gもたんぱく質をとれます。ほかにも、ごはんに蒸し大豆をまぜたり、しらす干しをのせたり、朝のひと工夫でフレイル知らずの元気な体に！

秘策 2

プチたん活の味方
たん活おやつ

ここに効果的！
きん 筋肉
こつ 骨
ちょう 腸

「朝たん」ともうひとつ、ぼくがおすすめしたいのが「**たん活おやつ**」です。

とくに高齢の方は、食欲が減って1日3食しっかりとるのがむずかしいこともあります。果物やおせんべい、和菓子など、**糖質が多く血糖値を上げやすいおやつを、たんぱく質たっぷりなものに置きかえましょう。**

たとえば、ヨーグルト、チーズなどの乳製品やゆで卵を冷蔵庫に常備しておけば手軽です。65ページで紹介している「高野豆腐ラスク」も、ぜひ試してみてください。高野豆腐は成分の半分がたんぱく質という、天然プロテインです。

ナッツ類はたんぱく質が豊富なうえに、体にいい脂質、ビタミン、ミネラル、鉄分、食物繊維がたっぷりで、バランスのよいおやつになります。

ぼくはピーナッツや、いり大豆をよく食べます。いり大豆は小さじ山盛り1杯あたりのたんぱく質量が1・2gと豊富で、「**プチたん活**」にぴったり。

佐賀県の武雄市で作られている「高オレイン酸大豆」もおすすめです。

オレイン酸は、悪玉コレステロールを下げるといわれているので、高脂血症が気になる人はぜひ取り入れてみてください。

「たん活おやつ」のタイミングは、**午前10時や午後3時など、3食の間にこまめにとるのが理想的。また、筋トレのあとの30分以内は、傷ついた筋肉細胞がたんぱく質によってよみがえる「筋肉のゴールデンタイム」**。理想的な時間にパッと食べられるよう、冷蔵庫にあなたの「たん活おやつ」を常備しておきましょう。

鎌田式“たん活おやつ”
こまめに筋肉を増やす手作りきな粉ナッツ

1人分で、たんぱく質量・約4.5g！

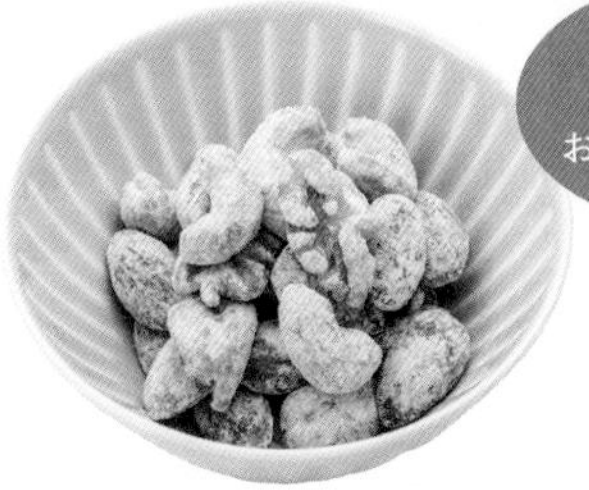

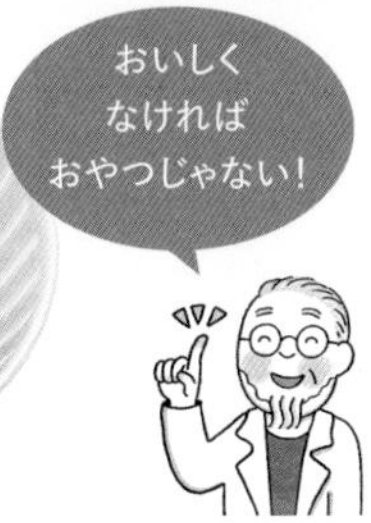

分量の目安（2人分）

ミックスナッツ（素焼き）…40g

黒糖、水、きな粉…各大さじ1/2

毎日こまめに食べよう！

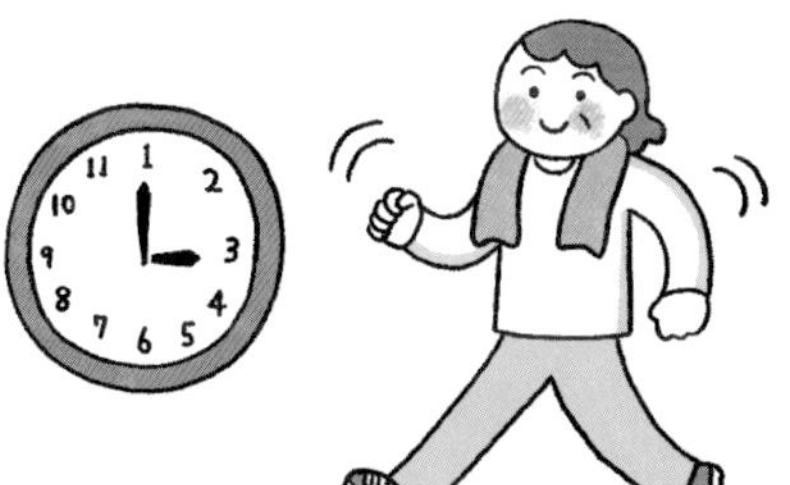

きな粉ナッツは毎日食べたい健康おやつ。黒糖と水をフライパンに入れ、弱火で水分を飛ばし、ナッツを入れ、黒糖でコーティング。冷ましてきな粉をまぶすだけ。3時のおやつタイムや小腹が空いたときに食べて。

秘策
3

5冠王の減塩法
ごちそうみそ汁

ここに効果的!

きん
筋肉

こつ
骨

けつ
血管

のう
脳

ちょう
腸

ぼくが長野県に赴任したときに最初に手掛けたのが、住民の方々の塩分量を減らすことでした。当時の長野県は、脳卒中の罹患率が全国ワーストクラス！ 塩分たっぷりの野沢菜の漬物でごはんを何杯も食べる文化があり、血管が詰まって当然です。脳卒中は日本人の死亡原因の上位に入り、要介護の引き金にもなります。その原因のひとつが、塩分のとりすぎによる高血圧だとわかっています。

脳卒中や動脈硬化、心筋梗塞などを防ぐためにも、減塩は必要です。

鎌田塾でみんなに減塩法を聞いたところ、「野菜いっぱい」「減塩しょうゆを使う」「酢やレモンをかける」など、さまざまな声が聞かれました。

どれもすばらしい方法だけど、とくに酢を使うのはいいですね。

料理に酸味を加えるだけで、手軽に、自然と塩分がひかえられます。さっぱりとして食べやすくなり、うまみが増して食欲もアップ。ぼくはいつも、**しょうゆとお酢を2：1で合わせた手作り減塩酢じょうゆ**を使っています。

もうひとつ絶対におすすめしたいのが、**野菜たっぷりの「ごちそうみそ汁」**。野菜に多いカリウムには、塩分にふくまれるナトリウムを外に排出する作用があります。カリウムは水に溶けやすいので、みそ汁はぴったり。

とくに「ごちそうみそ汁」は、**きん・こつ・けつ・のう・ちょうの5冠王**。ベーコンや卵は筋肉をつくり、大豆を発酵させたみそは腸によく、骨も強化してくれます。たっぷり野菜で血管も強くし、抗酸化力で脳の老化も防いでくれます。

塩分量を簡単におさえられる
鎌田式・減塩食事術をチェック

鎌田式長生き減塩術❶

野菜たっぷり「ごちそうみそ汁」

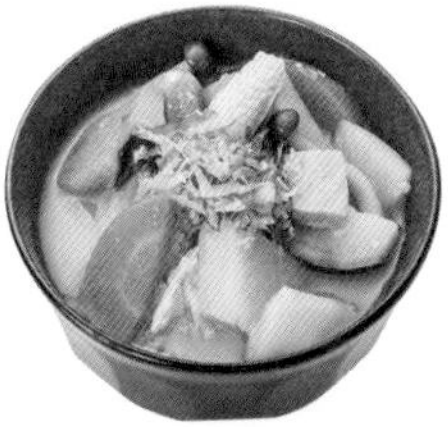

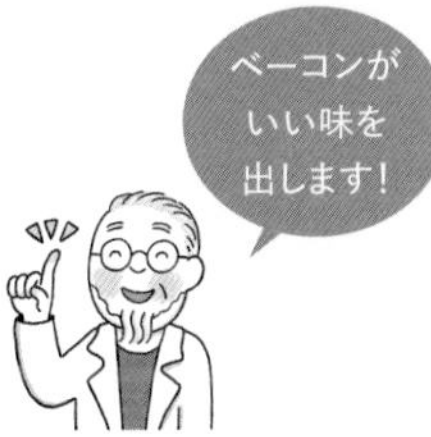

にんじん、オクラ、キャベツ、しめじ、カボチャ、さつまいも、卵など10種の具を使った、その名も「ごちそうみそ汁」！　具はお好みでいいけれど、ベーコンを入れると本当においしい！ いも類もカリウムが多いのでおすすめ。

鎌田式長生き減塩術❷

いろんなお酢を使う

- **米酢**　お米の甘み、うまみを感じる。コクが強いのが特徴。
- **穀物酢**　麦やとうもろこしなどが原料。クセがなく料理によく合う。
- **黒酢**　玄米が原料。濃い味で中華料理にぴったり。
- **果実酢**　りんごなどの果実のお酢。ドレッシングにもってこい。
- **バルサミコ酢**　ぶどう果汁から作るお酢で、肉や野菜のソースにぴったり。

秘策 4

塩分を減らし骨も強く

朝乳食《あさにゅうしょく》と夜乳食《よるにゅうしょく》

ここに効果的！

骨《こつ》

血管《けつ》

脳《のう》

日本人の塩分摂取量が多いのは、みそやしょうゆ、塩を調味料としてよく使うことが理由のひとつ。また、カルシウムも不足しがちです。

そんな日本食の欠点を補ってくれる強い味方が、じつは牛乳です。

「いつもの料理」が牛乳パワーで、おいしい減塩料理に早変わり！

牛乳を加えることで、しょうゆやだし、みそなどの塩分を減らしても「コク」や「うまみ」が引き出されておいしくなります。そのうえ、牛乳はたんぱく質、脂質、炭水化物、ミネラル、ビタミンがバランスよくとれる、準完全栄養食。

とくにぼくは、**朝と夜の牛乳、略して「朝乳《あさにゅう》」と「夜乳《よるにゅう》」**をすすめていますが（くわしくは88ページで）、料理に牛乳を使うことでもクリアできます。

脳卒中や高血圧、骨粗しょう症も予防できるうえに、なにより手軽に作れるのがポイントです。たとえば……

・**だしとして…** みそ汁のだしの半量を牛乳にする。卵焼きのだしを牛乳にする

・割る・のばす…めんつゆを牛乳で割る、煮物の水を牛乳に置きかえる
・ゆでる・戻す…野菜を牛乳でゆでる、切り干し大根やひじきを牛乳で戻す
・溶いて、ミルク衣として…揚げ物の衣を牛乳で溶く

こんな簡単なことで、**いつもの献立が減塩・骨活料理に早変わり。**手軽に、おいしく。それが「長生き食事術」の極意。魚を使った料理は、魚のくさみが消えて身がふっくらとやわらかくなるため、そのすばらしさを実感できます。

うまみとコクがアップ

牛乳の力で毎日減塩！カルシウムアップ！

鎌田式長生き減塩術❸

いつもの料理に牛乳を使った3品を紹介。調味料を減らすことで塩分を少なくし、コク深く、栄養満点に！　一般的なレシピと比べた塩分量とカルシウム量も参考に。

・ミルク豚汁

まろやかな仕上がりで、栄養バランスもばっちり。

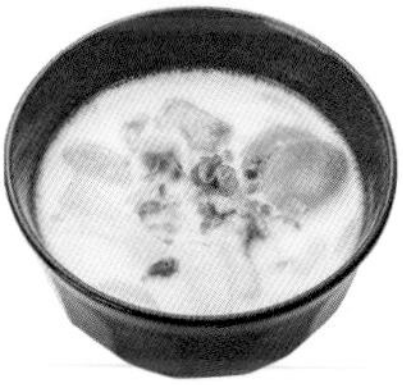

塩分量 -0.7g
カルシウム量 +30mg

・サバの梅みそミルク煮

水の代わりに牛乳で煮込んでうまみもプラス。

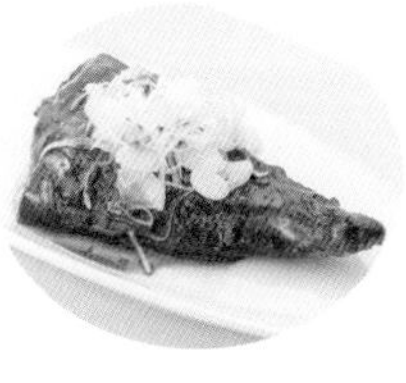

塩分量 -0.8g
カルシウム量 +30mg

・牛乳で戻したひじきのサラダ

ひじきを牛乳で戻すだけで風味もバツグン！

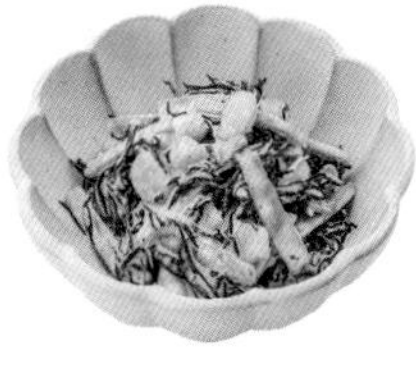

塩分量 -0.5g
カルシウム量 +190mg

秘策 5

骨粗しょう症の救世主

「4群・2群」の法則

カルシウムの99％は骨や歯にたくわえられます。残りの1％は血液や筋肉などに溶けこんでいて、**骨はいわば、カルシウムの貯蔵庫。**

ところが、体からカルシウムが足りなくなると、骨から血管にカルシウムが溶け出してしまいます。これを「**カルシウムパラドックス**」といって、体を守るために必要な機能なのですが、結果として骨からカルシウムが失われ、骨粗しょう症の原因になってしまいます。

骨がもろくなり、くしゃみで骨折をするようなことが起きてしまうのです。

また、カルシウムが血管の中で石灰化してしまうと、**血管を詰まらせて、動脈硬化や脳梗塞などの血管系疾患の原因**にもなります。

カルシウムの必要量は、75歳以上の男性は1日に720mg、女性は620mg。でも、**多くの人が150～200mgほど足りていません。**ぼくは、骨粗しょう症予防のためにも、高齢の方には今より200mgずつ多くとってほしいと思います。

ここに効果的!

こつ
骨

けつ
血管

カルシウムが豊富な食材は、**「乳製品」「大豆・大豆食品」「野菜類」「魚介・海藻類」**など。**毎日の食事でこの4つの食材群から、最低2群以上は食べる**ようにしてください。ぼくはこれを**「4群・2群」の法則**と名づけました。自分なりにとりやすい食材を決めて、家に常備しておくのがコツです。カルシウムは尿や便として少しずつ体の外に出てしまうため、毎日の食事でこまめに補っていくしかありません。この法則で、毎日コツコツ、カルシウムをとりましょう。

毎日コツコツ骨を強く「4群・2群」の法則！

カルシウムがたくさん含まれている食材はこの4群。野菜にもカルシウムがふくまれているので、大豆食品や海藻と合わせてサラダにするなど、ちょっとした工夫で簡単に「毎日最低でも2群」をクリアできますよ。

これが“4つの食材群”

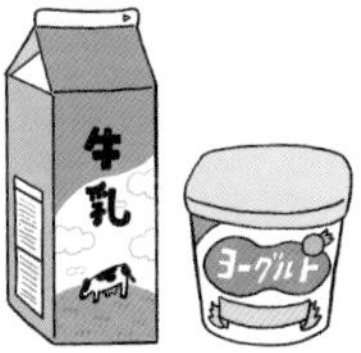

乳製品

牛乳1杯・200mlのカルシウム量は220mg。ヨーグルトやチーズもおすすめ。

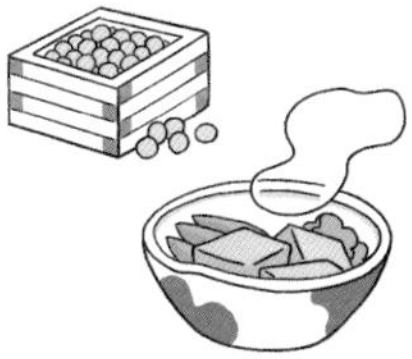

大豆・大豆食品

大豆食品は骨活にも優秀。高野豆腐（乾燥）20gに126mgのカルシウムがふくまれる。

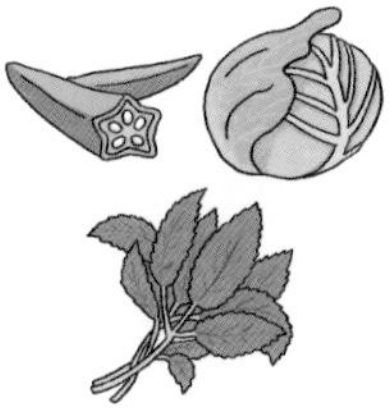

野菜類

モロヘイヤ60gでカルシウム156mgなど、野菜は意外とカルシウム豊富なものが多い。

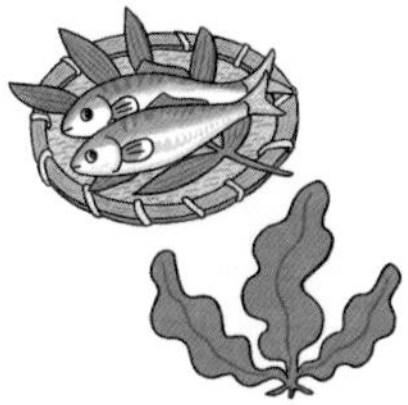

魚介・海藻類

みそ汁1杯あたりに使う乾燥わかめ1g程度のカルシウムは約9mg。手軽にカルシウム摂取を。

秘策 6

カルシウムパワーを引き出す
ビタミンDとビタミンK

ここに効果的！
こつ 骨

いくつになってもスタスタ歩ける骨をつくるには、カルシウムだけでなく、ビタミンDやビタミンKを一緒にとることが欠かせません。**ビタミンDには腸管でのカルシウムの吸収率をアップさせる働きがあるし、ビタミンKはカルシウムが骨に沈着するのを助け、骨をこわす破骨細胞の働きをおさえてくれます。**

ビタミンDが多いのは、魚やきのこなど。ビタミンKは発酵食品に多く、納豆はダントツです。海苔やわかめ、ひじきなどの海藻類にもふくまれます。

カルシウム食材を食べるなら、これらの食材も一緒に食べることで、カルシウムのパワーを十分に発揮させることができます。

面倒な調理は飛ばして、「まぜるだけ」のずぼら料理はいかがでしょうか。67ページでも紹介している「五目納豆」なら、カルシウム、ビタミンDとK、さらにたんぱく質や食物繊維もたっぷり。ぼくのおすすめです。

逆に、骨を弱くしてしまうのが、リンを含むスナック菓子やインスタント食品。

リンは体に必要なミネラルですが、**過剰にとるとカルシウムと結合して、体外に排出されてしまいます。**また、腎臓《じんぞう》に疾患があるとリンを尿から排出する機能が弱まり、体にリンがたまりやすくなります。腎疾患のある方は、とくにご注意。

食塩やアルコールも、カルシウムを尿として出やすくします。だからやっぱり減塩は必要だし、アルコールも適度に楽しむことが大切。お酒とのよい付き合い方は、109ページをご覧ください。それから、タバコはできるだけ減煙です。

毎日コツコツが大切
骨の健康は、なにを食べるかがカギをにぎる！

ビタミンDは骨の形成と成長をうながし、免疫力もアップします。ビタミンKには止血効果や動脈の石灰化を防ぐ作用も。ともに毎日の食事でしっかりとりましょう。一方で、インスタント食品やスナック菓子をよく食べる人は、リンの過剰摂取の可能性ありです。

ビタミンD・Kが豊富！

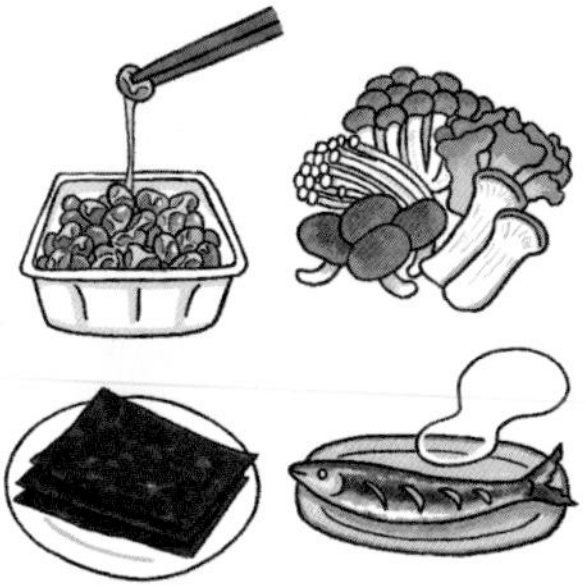

きのこ類や魚、卵などはビタミンDが、納豆や海苔などはビタミンKが豊富。日々の食事に取り入れて。

リンが多い……

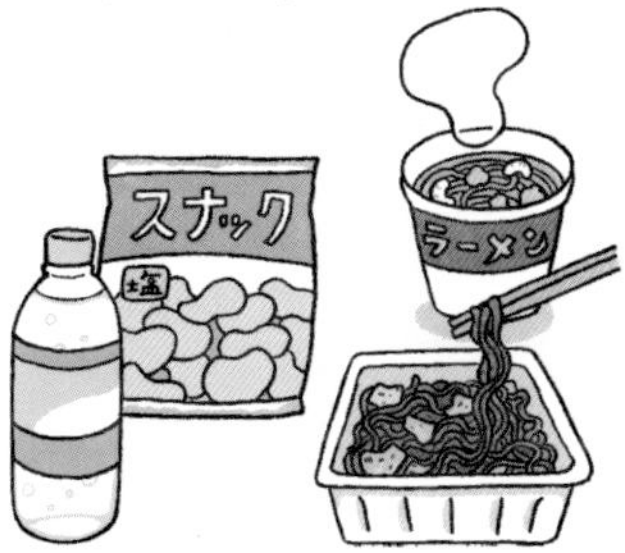

カップ麺、スナック菓子、清涼飲料水などはリンが多め。骨活のためには、過剰摂取はひかえましょう。

秘策 7

野菜350gを楽々クリア
野菜ジュースとミニトマト

ここに効果的!
けつ 血管
のう 脳
ちょう 腸

腸の働きをよくするためにも、血管の健康のためにも、緑黄色野菜や食物繊維が不可欠です。ぼくが提案している**「毎日350gの野菜」を3食で平均的に食べるなら、毎食の野菜の量は、生野菜で大体両手のひらいっぱいくらい。**

ただ、それだけの野菜を食べるためには、やはり工夫が必要です。35ページで紹介した「ごちそうみそ汁」もそのひとつだし、市販のきんぴらをごはんにまぜるだけで、豪華で野菜もしっかりとれる主食のきんぴらごはんに。これがうまい!

それから、**ぼくは毎朝、野菜ジュースを飲んでいます。**

手頃な野菜をカットしたら、ミキサーに入れてガーッとまぜるだけ。

それをグッと飲みほせば、**1日の必要量の6~7割の野菜**がとれてしまいます。

加熱でビタミンをこわすこともなく、葉や皮もまるごと使って食物繊維もたっぷり。

野菜や果物にふくまれるポリフェノールが認知機能の低下をおさえるため、アメリカのヴァンダービルト大学の研究では、**野菜ジュースを週に3回以上飲む人**

は、週に1回以下の人よりも、アルツハイマー型認知症の発症率が76%も少ないという結果が出ています。

先日、青森市の市長から、青森県民は野菜が1日に60g足りていないと聞きました。60gと聞くとイメージがわかないけれど、ミニトマトを6個食べるだけ。**毎食2個ミニトマトを足せば、不足分が補えます。**

こんな風に考えれば、ハードルもグッと下がるのではないでしょうか。

「350gの壁」を乗り越える！
鎌田式野菜ジュースとミニトマト作戦

鎌田式野菜ジュース

使う野菜は何でもオッケー！

1杯で野菜200g！

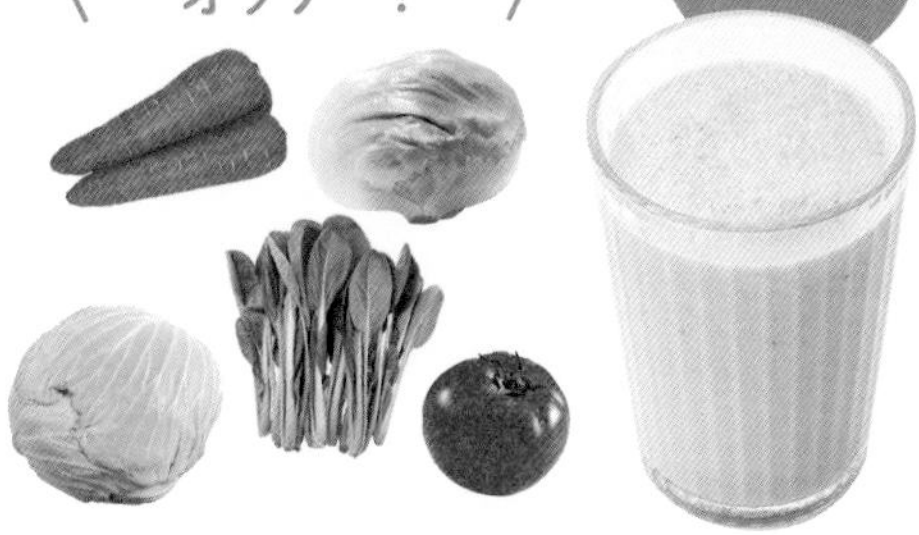

にんじん、小松菜、キャベツ、レタス、トマト……。鎌田式野菜ジュースの材料は、野菜なら何でもオッケー。冷蔵庫の野菜を合わせて200gくらいカットして、牛乳と一緒にミキサーにかけるだけ。ただし、糖質を抑えるため、果物は入れません。牛乳やヨーグルトで野菜の渋みが和らぐし、えごま油を小さじ1杯入れることもあります。

足りない分はミニトマトで！

2個で大体20g！

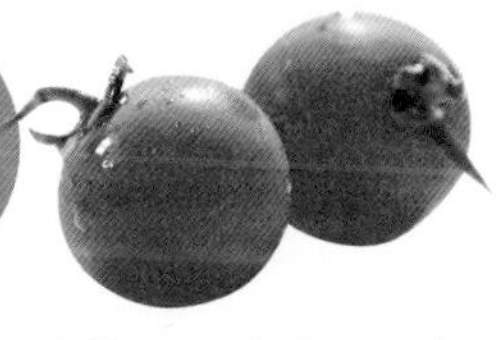

ミニトマト1個は大体10g。食事にいくつか添えるだけで、野菜不足が補えます。冷蔵庫に常備したい野菜不足の救世主です。

秘策 8

食べるほど脳が元気になる

ブレインフード活用術

ここに効果的！

血管《けっ》

脳《のう》

脳が1日に使うエネルギーは、体全体の20％をしめるといわれています。体重にしめる脳の割合は2％程度なので、相当な消費量です。認知症と無縁な人生を送るために、脳を元気にする「**ブレインフード**」を毎日食べましょう。

・**魚**：とくに、青魚に多くふくまれる**DHAとEPAは、アルツハイマー病に関連づけられている酸化ストレスや炎症を減らす働き**があります。また、加齢にともなう脳の萎縮をおさえるのに役立つといわれています。

・**ナッツ**：ナッツにふくまれる**α《アルファ》－リノレン酸には、脳の神経伝達をよくしたり、血流をあげて脳の働きを高める作用**があります。

・**大豆製品**：大豆食品には**記憶力や集中力を高める大豆レシチン**がふくまれます。

・**ごま**：**抗酸化作用の強いセサミン**をふくみ、動脈硬化の予防効果もあります。

・**えごま油・アマニ油**：オメガ3脂肪酸のα－リノレン酸は、体内に入るとDHAやEPAに変わり、**脳の神経細胞を活性化**させます。熱に弱いため、食べる直前に料理にかけること。1日に小さじ1杯が目安です。

・野菜・ベリー：葉物野菜、赤い野菜など、色とりどりの野菜には、**抗酸化物質やビタミン、ミネラルが多く、脳の健康によい**とされています。ブルーベリーやラズベリーなどには、記憶力低下を防ぐ抗酸化物質がふくまれます。ぼくは**ブルーベリーを大量に仕入れて冷凍庫に常備**し、ヨーグルトを食べるときに凍ったまま10個ほどのせて食べるようにしています。デザートに近くなります。

相乗効果でパワーアップ
脳活「ブレインフード」最強の組み合わせ

単品でも効果的だけど、組み合わせることで抗酸化作用がさらに高まる食材もあります。まずはこの組み合わせを試してみて。とくに、ナッツ入りのサラダは手軽です。

ナッツ類×葉物野菜

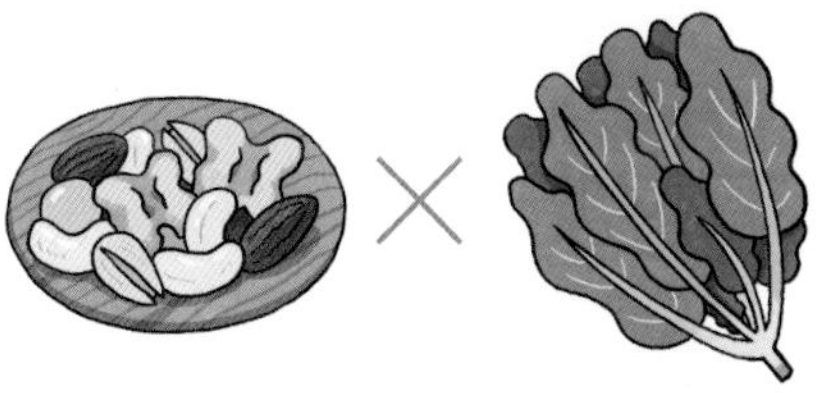

ビタミンEが豊富なナッツ類と、ほかのビタミンをふくむ野菜との組み合わせで抗酸化力を高められる。ナッツを普段食べない人も、ビタミン豊富なほうれん草やモロヘイヤのサラダで気軽にとろう。

青魚の缶詰×豆腐

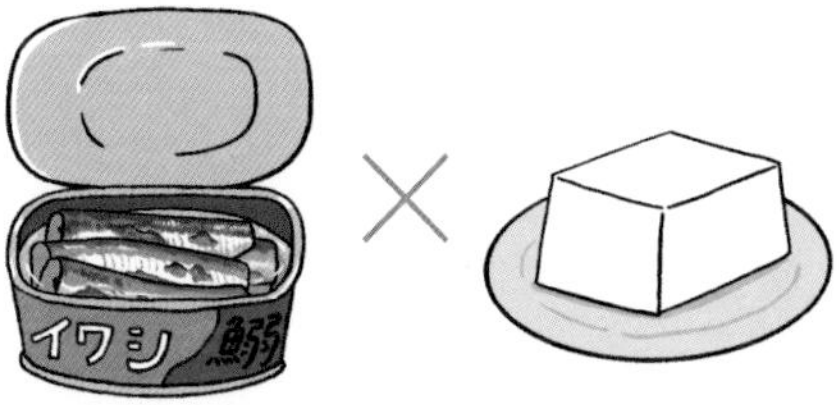

青魚に含まれるコエンザイムQ10には、老化を進める活性酸素を除去する働きが。ビタミンEを含む豆腐と合わせて、さらに抗酸化力アップ！ 青魚は手軽に缶詰で。とくにイワシはコサンザイムQ10が豊富。

秘策
9

血糖値の急上昇を防ぐ
たんぱくファースト

ここに効果的！
きん 筋肉
けつ 血管
のう 脳

食事のときに、最初に野菜を食べることを「ベジファースト」といいます。まず食物繊維をとることで糖の吸収をおさえ、血糖値の上昇を防ぐことができるし、食欲をおさえることもできるという考え方です。

ただし、鎌田式はちょっと違う。**先に食物繊維をたっぷりとると、たんぱく質の吸収までおさえてしまう**ことがあり、フレイルが気になるご高齢の方には、手放しではおすすめできません。そこで提案したいのが「**たんぱくファースト**」。

食物繊維と同じように、**たんぱく質にも血糖値の上昇をおさえる効果がある**ことがわかっています。肉や魚などの主菜を先に食べ、そのときにサラダなどの副菜も一緒に食べれば、血糖値の上昇をおさえ、たんぱく質もしっかりとれます。

ごはんやパン、麺類などの主食を食べるのはそのあと。これを「**カーボラスト**」といって、最近では「ベジファースト」以上に大切だといわれるようになりました。「カーボ」＝炭水化物（糖質）を最後に食べるから「カーボラスト」です。

食後に血糖値が急上昇する「血糖値スパイク」は、血管や脳細胞の慢性炎症を起こしやすくし、認知症のリスクを高めます。また、動脈硬化が進むと、脳の細胞へ血液が十分に届かずに、脳機能がおとろえてくる可能性があります。

「たんぱくファースト」で肉や魚を最初に食べ、「カーボラスト」で最後に主食。こうして**食べる順番を変えるだけでも、さまざまな疾患を引き起こす血糖値スパイクの予防に。**それが、90歳を超えて「元気に長生き」の秘訣です。

食べる順番を変えるだけ 血糖値をおさえる たんぱくファースト

「たんぱくファースト」と「カーボラスト」で血糖値を安定させれば、空腹を感じにくくなり、メタボ予防にも効果的。さらに、集中力が増して仕事や家事の効率アップも期待できるなど、いいことだらけです。

肉や野菜を先に食べ、主食はその次

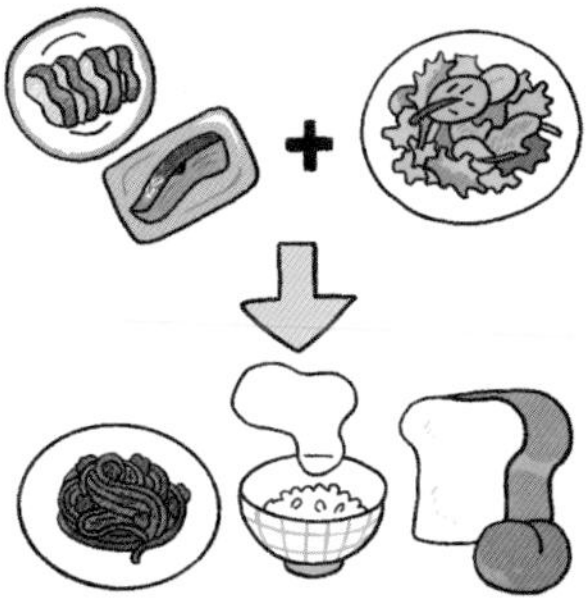

肉や魚などの主菜を先に食べる、これを自分の中で徹底的にルール化しよう。さらに、野菜も一緒に食べると栄養バランスばっちり。

血糖値スパイクって?

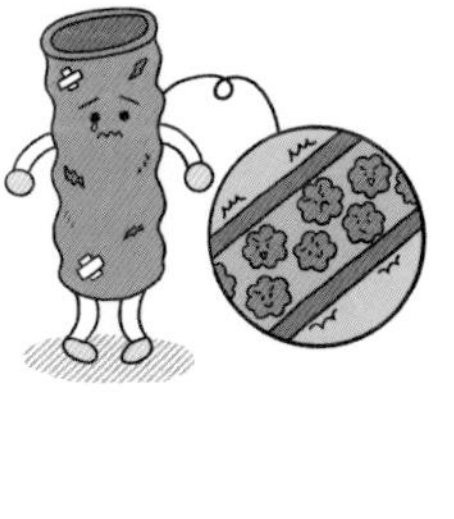

血糖値は本来、ゆるやかに上下するが、急激に変化すると血管が傷ついたり、詰まりやすくなってしまう。

秘策 10

「ゴースト血管」を防ぐ シナモンコーヒー

ここに効果的！

けつ
血管

のう
脳

ぼくが毎週出演している佐賀県えびすＦＭの「しあわせの処方箋」というラジオ番組に、「足の指先が冷たくジンジンして、指先が真っ白になることがある」という70代女性からの相談がありました。

2つの理由が考えられます。交感神経の過緊張によって血管が収縮し、血液の流れが悪くなっているか、**血管が老化して血流障害を起こしているか**、です。血管の長さは10万キロメートルといわれ（地球2周半！）、その99％が毛細血管。この毛細血管が、**血管があるのに血液が流れない「ゴースト血管」**になると、冷えやむくみ、肩こり、動脈硬化や高血圧、脳梗塞などにつながります。

さらに怖いのが、**脳の毛細血管がゴースト化すると、脳の老廃物・アミロイドβ《ベータ》のそうじができなくなり、アルツハイマー型認知症の原因になる**ことです。

ゴースト血管を防ぐためには、抗酸化作用のある食べ物をとりましょう。

緑黄色野菜の色素や赤い魚のアスタキサンチンには抗酸化作用があり、血管の老化を防いでくれます。もっと手軽に、毎日の習慣に取り入れるなら、**ぼくのおすすめはシナモンコーヒー**。コーヒーやシナモンにふくまれるポリフェノールには、強い抗酸化力や血管拡張作用があり、2つを合わせることでさらに効果が期待できます。**血管が広がって血流がよくなると、毛細血管が修復されてゴースト血管対策になるし、冷え性に悩む人にもおすすめ**。コーヒー党のぼくは、午後3時には必ずシナモンコーヒーを飲むことにしています。

血管が若返り、元気になる 鎌田式シナモンコーヒーで「ゴースト血管」を予防！

鎌田式シナモンコーヒー

シナモンはパウダーだとダマになるため、スティックがおすすめ。ぼくは、「シナモンスティックブロークン」という樹皮の破片を使っています。

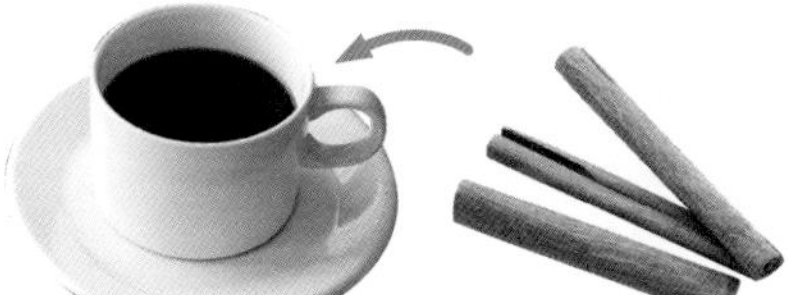

コーヒー1杯・150mlに、シナモンスティック1/10本でぼくは十分。漬ける時間はお好みで。シナモンのとりすぎは肝臓に負担をかけるため、1日2杯までに！

ゴースト血管って？

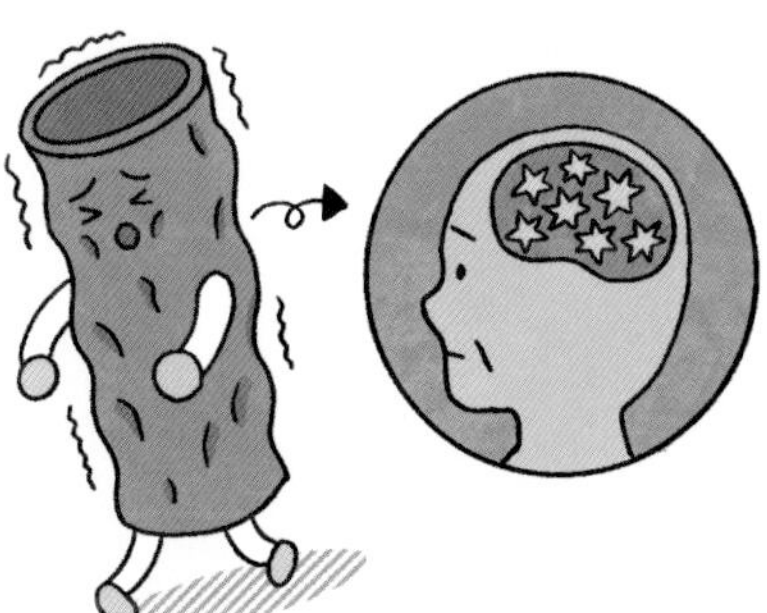

毛細血管が弱って栄養や水分が血管の外に漏れたり、血流が滞ったりすると、血液が本来のように流れない「ゴースト血管」になってしまう。脳の血管がゴースト化すると、認知症の原因に。

秘策 11

貯金よりも貯筋と貯菌

〝菌〟を変えると腸が整う

ここに効果的！

のう 脳

ちょう 腸

ぼくは腸内の善玉菌を増やすために、毎日発酵食品を食べています。納豆、みそ、ヨーグルト、こうじなど、発酵食品には腸内環境を整えてくれるパワーがあります。とくに、**中高年以降になると、善玉菌がどんどん減ってしまうので、積極的に発酵食品を食べましょう。**

オックスフォード大学の論文では、いろんな産地の発酵食品を食べると、腸の中で善玉菌が競い合い、腸内環境をよくすると発表されました。

たとえば納豆は、産地やメーカーで菌のタイプが変わります。納豆といえば「水戸」が有名ですが、北海道や宮城県も名産地。**ときどき産地やメーカーを変えると、いろんな種類の善玉菌が腸の中で働き、免疫力を高めてくれます。**ぼくは、北海道の十勝豆を使ったやまぐち発酵食品の納豆をよく取りよせています。

ヨーグルトもいろんなメーカーから出ていますが、認知機能を維持することが報告された、世界初のビフィズス菌を配合したヨーグルトやドリンクが森永乳業から発売されているので、試してみてもいいですね。

たまには、ローカルな「○○牧場」のヨーグルトを取りよせるのも楽しいです。

また、**発酵食品を組み合わせることもおすすめ**です。納豆とキムチなんかは相性バツグンだし、ぼくは納豆にもろみ酢をまぜたものがお気に入り。

異なる菌同士の組み合わせは、腸内の善玉菌を活性化させるし、なにより味のバリエーションが増えて楽しくなり、腸活を続ける原動力になります！

異なる菌が腸内で働く 善玉菌が競い合う 発酵食品の組み合わせ！

善玉菌をとることを「菌活」といいます。より効率を高めるなら、菌の組み合わせも考えたいところ。菌同士が競い合って腸活効果がさらにアップする3パターンを紹介しましょう。ぜひ今日から試してみて！

納豆×もろみ酢

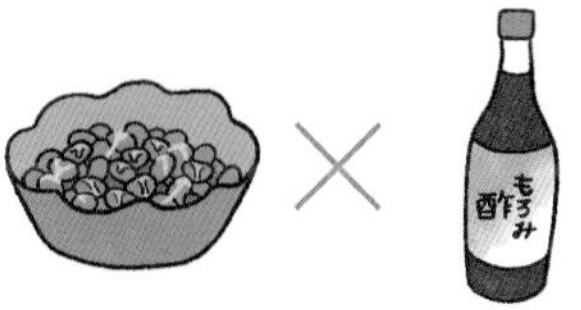

納豆は納豆菌、もろみ酢はこうじ菌。いつもの納豆の味を変化させるのにもおすすめの組み合わせ。

みそ（こうじ菌）×ナチュラルチーズ（乳酸菌）

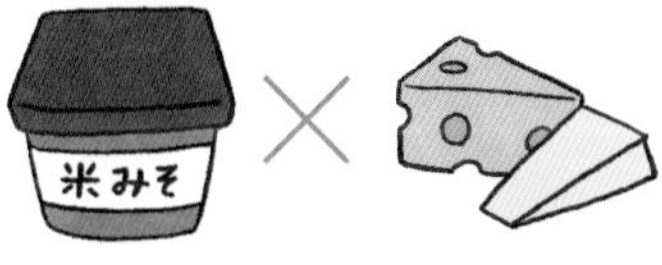

みそはこうじ菌、チーズは乳酸菌。チーズをみそ漬けにしたり、みそ汁にチーズを入れるというのも手。

ヨーグルト×甘酒

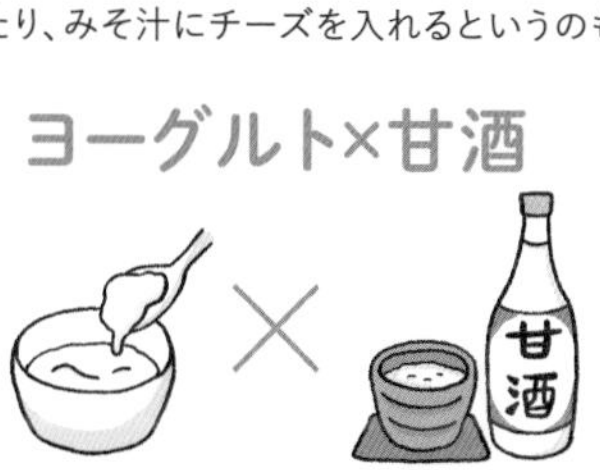

甘酒のオリゴ糖がヨーグルトの乳酸菌のエサになるので、一緒にとるのが◎。

コラム 1

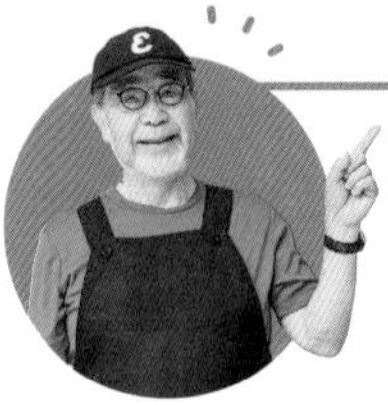

脂肪肝を食事で防ぐ！ 肝がん死亡率 ワースト脱却への取り組み

行かんば い肝！

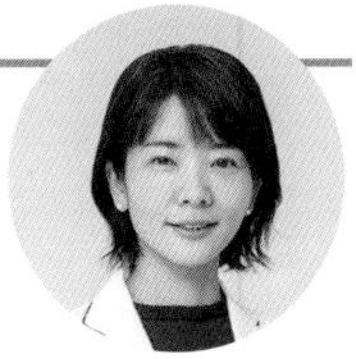

佐賀大学医学部附属病院
肝疾患センター　特任助教（管理栄養士）原なぎさ 先生

肝臓病の患者のための栄養指導やレシピ開発、臨床研究を担当。鎌田塾でも調理実習を行い、塾生みんなを笑顔にする。

肝臓の異変が見つかったら食事で対策を

私は佐賀大学医学部附属病院で、肝炎医療コーディネーターとして日々、肝疾患に向き合っています。「佐賀方式」と呼ばれる肝炎対策に取り組み、19年間続いた全国ワーストの患者数を2019年に脱却しました。そのときのキャッチフレーズが「行かんば い肝！」。肝炎検査に行かないといけません！ という意味です。

脂肪肝が原因の肝がんが急増しているのをご存じですか？ 日本人の4〜5人に1人が脂肪肝。なのに、健康診断で肝機能数値が異常値になったり、脂肪肝と言われたりしても**「去年も脂肪肝でした（笑）」と言って病院に行かない人が多いのが現状。肝臓は「沈黙の臓器」といわれ、肝硬変が進行するまで症状はほぼありません。**脂肪肝の10人に1人が肝硬変、肝がんに進行するともいわれています。

脂肪肝とはっきり指摘された方は、まずは運動とバランスのよい食事を心掛け、飲酒習慣のある方は減酒に取り組むことも大切。

ここでは、**佐賀県B級グルメ「シシリアンライス」のカロリーをおさえ、脂肪肝予防になる簡単レシピに変えて紹介**します。❶〜❺の食事術はほかの料理にも応用できるので、ぜひ試してください！

「脂肪肝」予防や対策のための食事術

理想のシシリアンライス

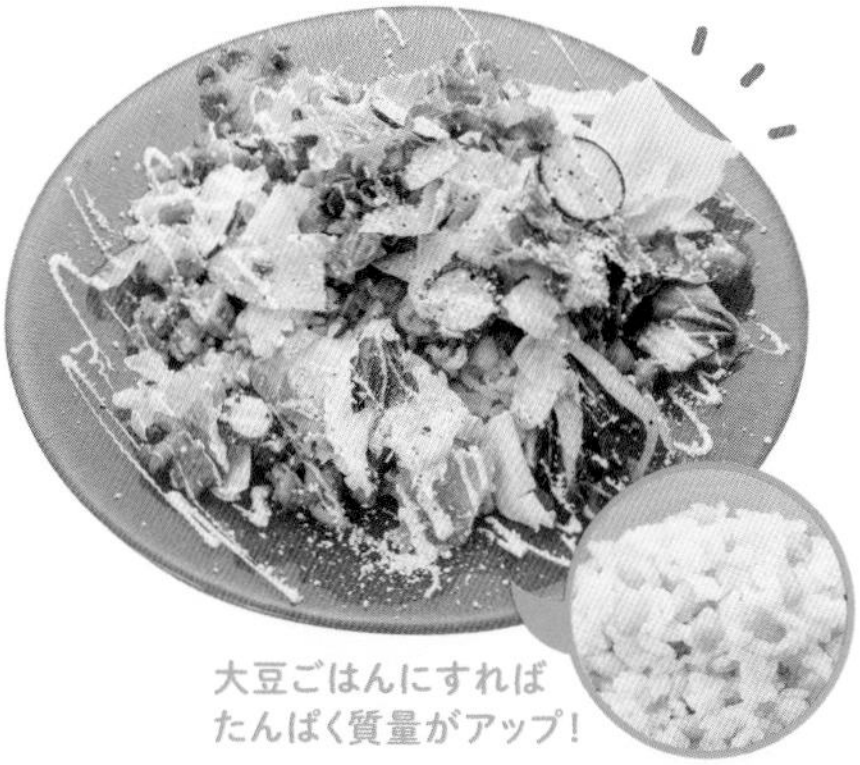

大豆ごはんにすれば
たんぱく質量がアップ!

材料（2人分）

ごはん	茶碗2杯分（320g）
鶏もも肉皮なし（こま切れ）	200g
玉ねぎ（みじん切り）	100g
焼肉のたれ	大さじ3
カット野菜サラダ	2袋（160g）
マヨネーズ（ミニパック）	2パック（12g）
粉チーズ、あらびき黒コショウ	適量

作り方

❶ 耐熱容器に肉・玉ねぎ・焼肉のたれを入れてよくまぜ、ラップはかけずに、電子レンジ600Wで6分間加熱（1人分なら3分）。

❷ ごはんを皿に盛り、❶をのせる（熱いので火傷に注意しましょう）。

❸ カット野菜サラダをのせ、パックマヨネーズの端を小さく切って細くサーッとかけたら、粉チーズと黒コショウをふって完成。

※❶で肉の火の通りが甘い場合は追加で加熱。マヨネーズはミニパックを使うことで「かけすぎ防止」になります。

① 3食バランスのよい食事

主食（ごはん）・主菜（肉や魚など）・副菜（野菜、きのこ、海藻など）をそろえる。

② 脂質はひかえめ

肉類や乳製品、菓子由来の脂質（飽和脂肪酸）のとりすぎにご注意を。

③ 極端な炭水化物制限はNG

お茶椀軽く1杯のごはん（穀類）はOK! 菓子などに含まれる果糖は要注意。

④ たんぱく質はしっかりとる

筋肉の材料となる肉、魚、卵、豆類は、毎食欠かさず食べよう。

⑤ たっぷり野菜で食物繊維を

よくかむことで早食い防止に。かたいものが苦手な方は加熱して食べやすく。

原先生のおすすめ

佐賀県のB級グルメで①～⑤をすべてクリア

シシリアンライスは、普通に作るとごはん多め、こってり肉&マヨネーズで高カロリー。ごはんをお茶碗1杯分にして、脂肪が少ない肉を使えばカロリーを減らせます。マヨネーズも細くしぼり少量にして、野菜をたっぷりに。これで❶～❺をクリアできます。鶏肉の量を増やしたり、ごはんを大豆ごはん（20ページ）にしたりすれば、フレイル対策にも!

第2章

老化を遠ざけ、元気で長生きするための22の食材

これを食べよう、こう食べよう！

「きん・こつ・けつ・のう・ちょう」と言われても、なにをどう食べればいい？」と思う人もいますよね。

そこでこの章では、ぼくが絶対に食べてほしい22の食材と、とても簡単な「レシピのいらない食べ方」を紹介します。継続こそ長生きのカギ。どれも短時間でパッと作れて、**まぜるだけ、かけるだけ、電子レンジでチンするだけなど、手間をかけない工夫をしました。**

料理の考案には、鎌田塾の料理教室でお世話になっている佐賀大学特任助教の原なぎさ先生と、鎌田塾の運営にご協力くださっている佐賀県・溝上薬局の木村早希さんにお力添えをいただきました。

多くは鎌田塾でも紹介し、「**簡単に作**

れる」「おいしい」「体が変わった！」と評判だったもの。そして、ぼく自身が同じように実感しているものです。

毎日の食事は、いつの間にか同じような食材にかたよりがちですし、一度に大量に作って何日も食べ続けるなんてことも。ぜひ、この章でいつもの食材と食べ方を見直してみてください。

ご高齢の方はもちろん、40代、50代の若い世代にも参考にしてほしいです。

そして**だれより、家族の健康のために、毎日キッチンに立つ主婦の方に。**

もう、がんばらないでオッケー。

この章を読めば、簡単に、楽しく、健康的に1品増やすことができます。

溝上薬局・管理栄養士の
木村早希さんに聞く

「長生き食事術」のコツ！

にんじんや大根、ごぼうなどの根菜類は、皮をむかずに使いましょう。手間が減るし、皮には抗酸化成分やビタミン類が含まれているため栄養をムダなくとれます。また、冷凍野菜の活用もおすすめです。下処理もすんでいるので料理が楽になるうえに、市販の冷凍野菜は急速冷凍されているので、栄養面でも生のものと遜色ありません。手間を省きながら栄養もしっかりとる。これが「長生き食事術」の秘訣です！

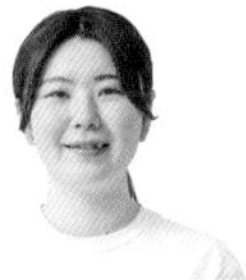

溝上薬局・管理栄養士
木村早希さん

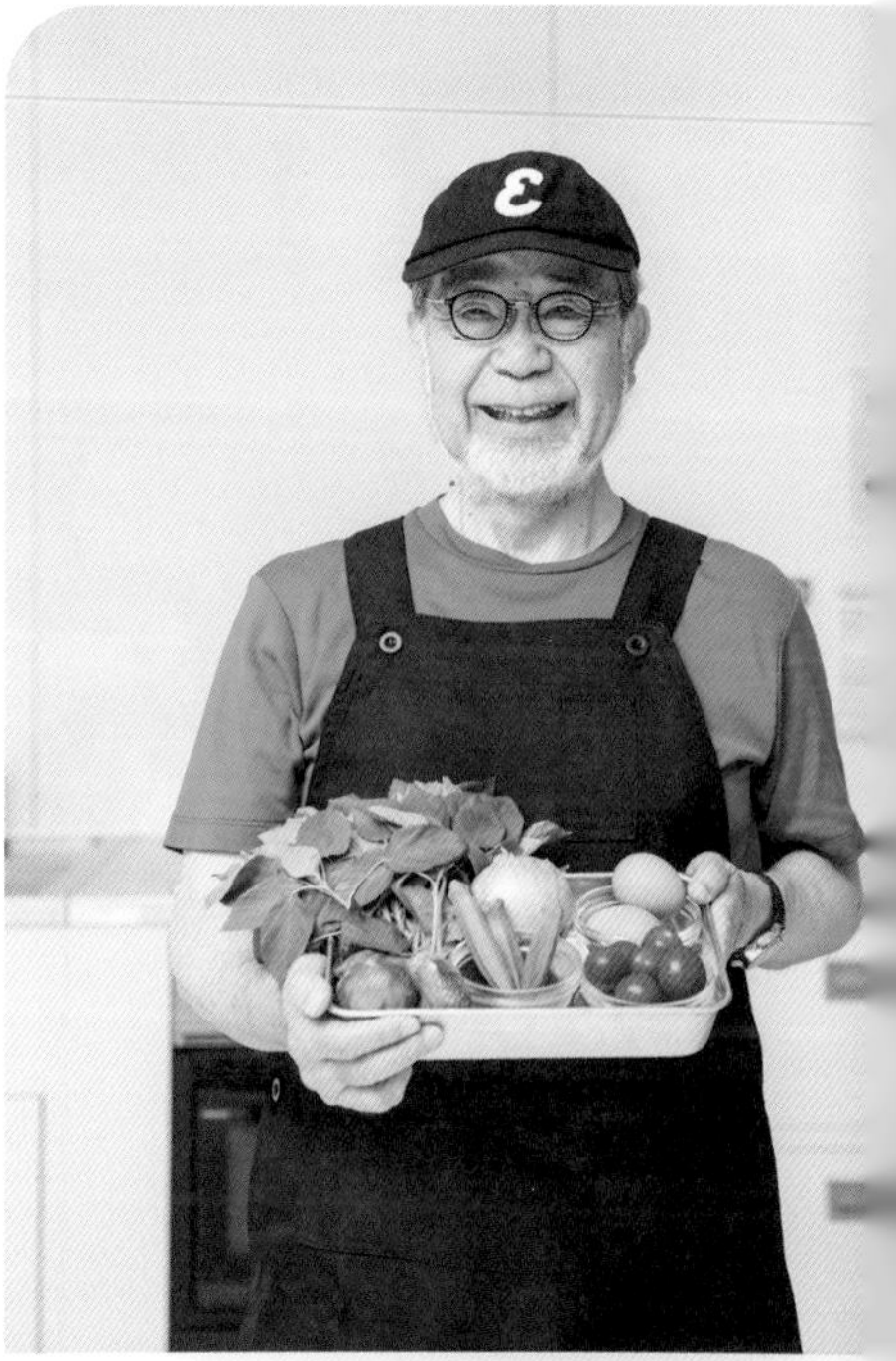

ねばねばで血糖値を下げ、ねばっこく長生き

長生き食材 1

オクラ

ここに効果的！

けつ 血管

のう 脳

ちょう 腸

オクラのねばねばの正体は、糖たんぱく質や、ペクチンという食物繊維。ねばねば成分には、**悪玉コレステロールを減らし、腸内の善玉菌を増やしてくれる働き**があります。血圧を下げて脳疾患の予防にも一役かってくれるし、食後の血糖値上昇をゆるやかにするため、糖尿病予防も期待できます。

ぼくのおすすめは、オクラ水。ヘタを切ったオクラを水に漬けて、冷蔵庫で一晩寝かせると、オクラの成分が溶け出てぬめっとした液体になります。

オクラには、マグネシウムなどの電解質もたっぷり。**高齢者のこむら返りは脱水症状による電解質不足が原因のことが多い**ので、ぜひ試してください。

ぼくは、疲労を回復させるクエン酸が入ったもろみ酢を入れて愛飲しています。取り出したあとのオクラも、炒め物などに利用できてムダがありません。

なお、こんぶ、もずく、さといも、やまいも、モロヘイヤなどの植物のねばねば成分もペクチン性多糖類で、どれも血糖値の上昇を防ぐ作用があります。

独特のねばりが元気のもと！

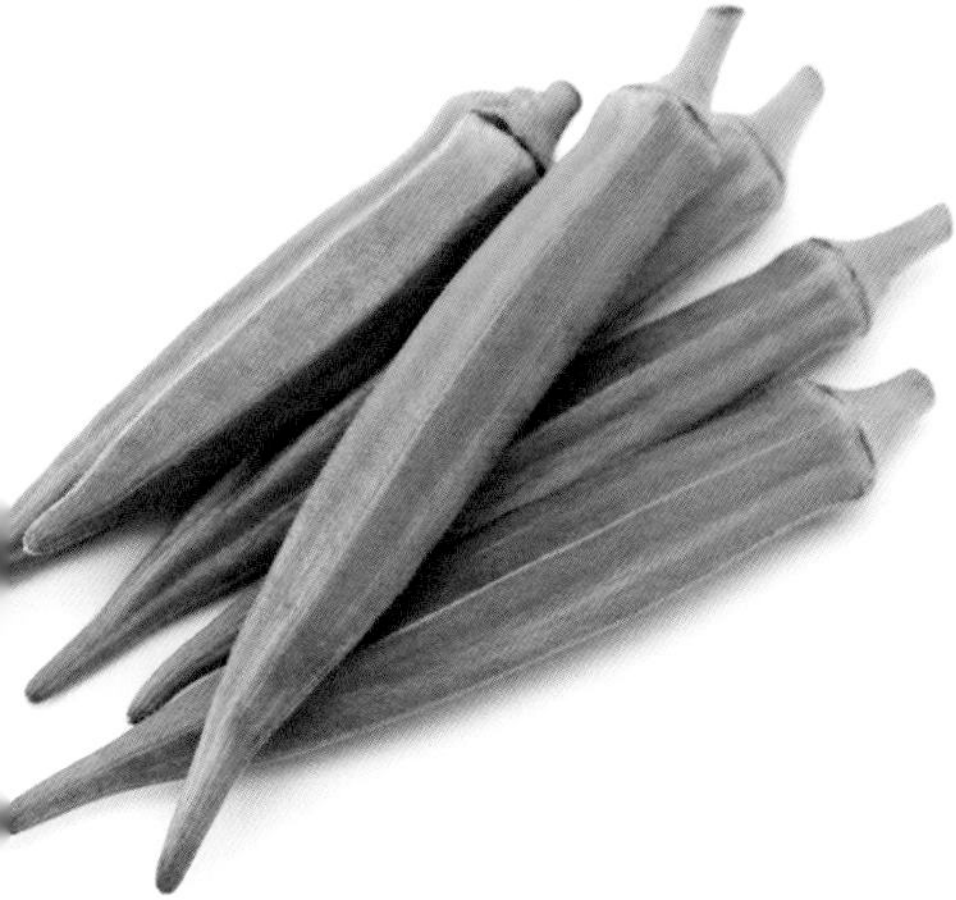

- 腸を整える
- 血圧を下げる
- 悪玉コレステロール減少
- こむら返りを予防

・食物繊維　・葉酸
・カリウム　・β-カロテン
・マグネシウム　・ビタミンB_1

レシピのいらない食べ方

安眠効果も期待！「オクラとレタスのスープ」

輪切りにしたオクラと水、鶏ガラスープをなべに適量入れて、ひと煮立ち。食べやすい大きさにちぎったレタスを加え、溶き卵をちらせて完成です。最後にお好みでごま油をひとたらし。オクラのねばねば成分にはたんぱく質の吸収を助けてくれる働きもあるため、卵などのたんぱく食品と一緒にとるのがおすすめです。オクラやレタスに多いカリウムは、塩分を排出し血圧を安定させる働きがあります。塩分のとり過ぎやむくみ対策にも、ぜひ！

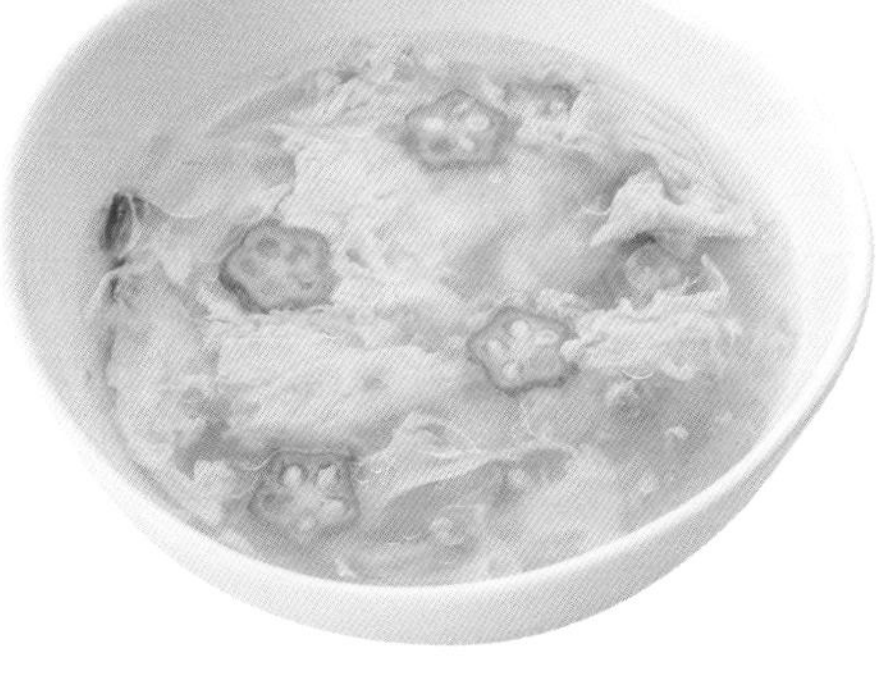

分量の目安（2人分）

オクラ…5本、**レタス**…3～4枚、**卵**…1個、**水**…2カップ、**鶏ガラスープの素**…小さじ2、**ごま油**…小さじ1

長生き食材 2

モロヘイヤ

食物繊維で腸のおそうじ 人呼んで「王様の野菜」

ここに効果的！

けつ
血管

ちょう
腸

ぼくが中東を旅行していたときによく食べていたのが、モロヘイヤのスープ。名前の意味はアラブ語で「王様の野菜」。栄養価が高く、家の庭の〝鎌田農園〟でも栽培しています。

食物繊維が100g中5・9gと非常に多く、なんとキャベツの3倍以上。

食物繊維は腸内の善玉菌のエサになって数を増やしてくれるし、排便もスムーズになります。ビタミンA、C、Eの**強い抗酸化力で細胞の老化を防いでくれるため、血管を若々しくし、美容にも効果的**です。

塩で湯がいて下処理をして、めんつゆをかければ簡単おひたしに。佐賀県唐津市の農家さんは、これに梅干しとかつお節をあえ、ごはんにかけて食べるそうです。1食分ずつラップで**冷凍保存すれば、みそ汁のちょい足しに便利。**

食欲のない夏は、凍らせたまま納豆とまぜるのもおすすめです。インスタントわかめスープにこのモロヘイヤを入れると、モロヘイヤスープに激変！　やっぱりモロヘイヤは王様。わかめを圧倒。

鎌田家の庭でも栽培！

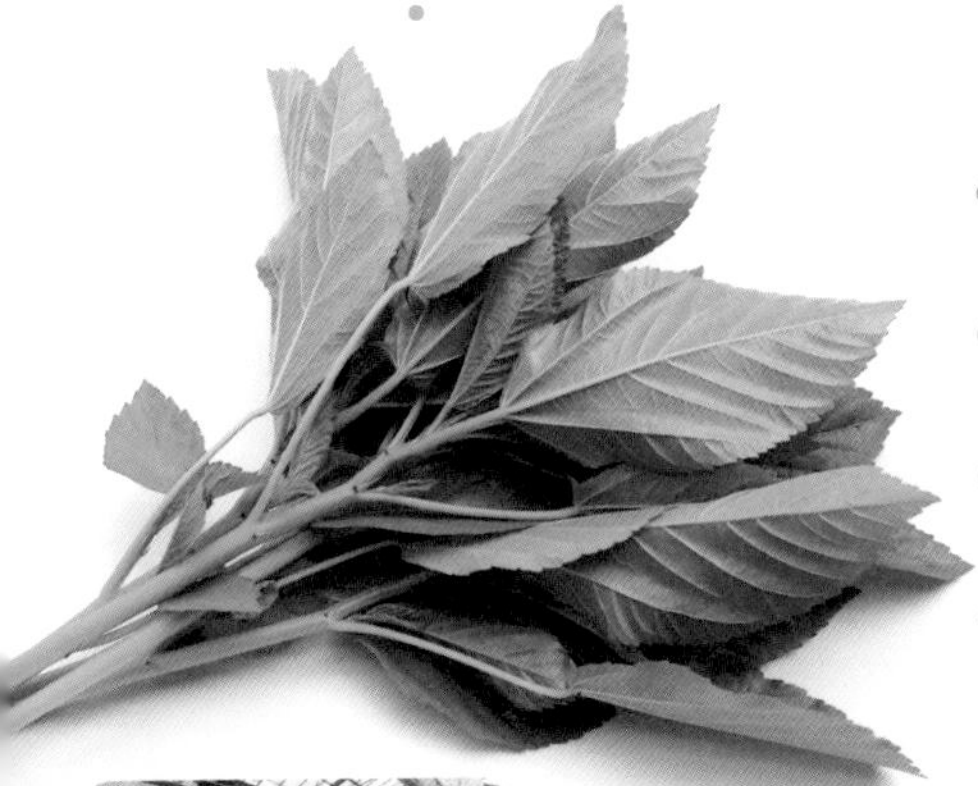

- 腸を整える
- 老化防止
- 免疫力アップ
- 美容効果

・食物繊維	・ビタミンC
・β-カロテン	・ビタミンE
・ビタミンA	・カルシウム

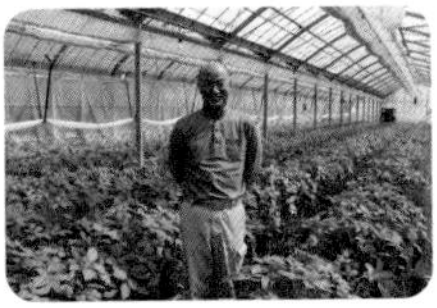

佐賀県唐津市の
モロヘイヤ畑

レシピのいらない食べ方

ごはんのおとも！「モロヘイヤのおひたし」

かたいくきを切り落としたモロヘイヤを、塩を入れたお湯で30〜45秒ゆがく。ざるにあげ、流水で洗い、水気を軽くしぼり、細かくトントン刻んだら（刻めば刻むほどねばねばに！）、薄口しょうゆ、みりん、お好みでわさびチューブを入れて完成。ごはんにかければ、つるつるとのどごしよく、食欲のないときにもぴったり。生卵とまぜて卵かけごはんにしても絶品だし、豆腐にのせたり、納豆とまぜたりするのもおすすめです。

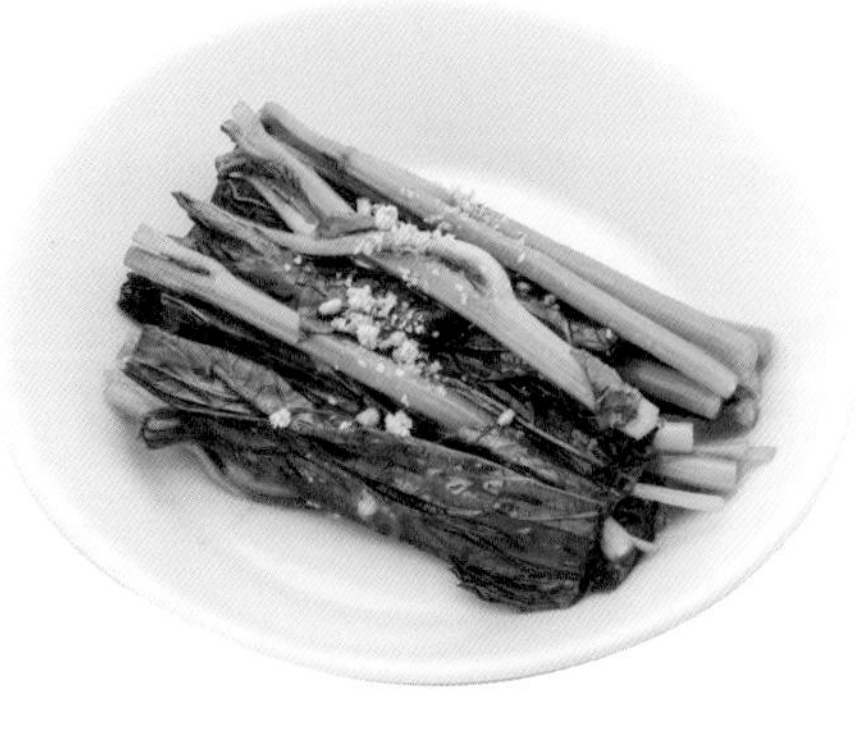

分量の目安（2〜3人分）

モロヘイヤ…1束、**塩**…小さじ1/2、**わさびチューブ**…1㎝程度（お好みで）、**薄口しょうゆ・みりん**…各大さじ1.5

長生き食材 3

玉ねぎ

オリゴ糖で善玉菌が増え認知機能もアップ

ここに効果的!

けつ 血管

のう 脳

ちょう 腸

「プレバイオティクス」という言葉を知っていますか? **腸内にいる善玉菌のエサとなり、増やしてくれる成分のことで、オリゴ糖や食物繊維がその代表格。**玉ねぎには、食物繊維はもちろん、オリゴ糖も豊富に入っています。

また、玉ねぎのアリシンやケルセチンという成分は、血液をサラサラにして血管を詰まりにくくしてくれます。**ケルセチンを多くふくむ玉ねぎ粉末を5カ月食べた人は、そうでない人に比べて認知機能検査の点数が大きく増えたという研究報告**＊**もある**ほどです。

このケルセチンがとくに多いのが茶色い皮。鎌田塾では、皮を使う「**玉ねぎ茶**」を紹介しました。なべにお湯をわかし、玉ねぎの皮を入れて煮出すだけ。黄金色で見た目にもきれいです。

ただ、アリシンは熱に弱いため、**血液サラサラ効果を一番に期待するなら、玉ねぎ本体は生で食べ**ましょう。サラダにしたり、刻んでドレッシングにしたり、酢漬けにするなどはすばらしい工夫です。

＊農研機構、北海道情報大学、岐阜大学等の研究グループによる研究報告

茶色い皮まで使える！

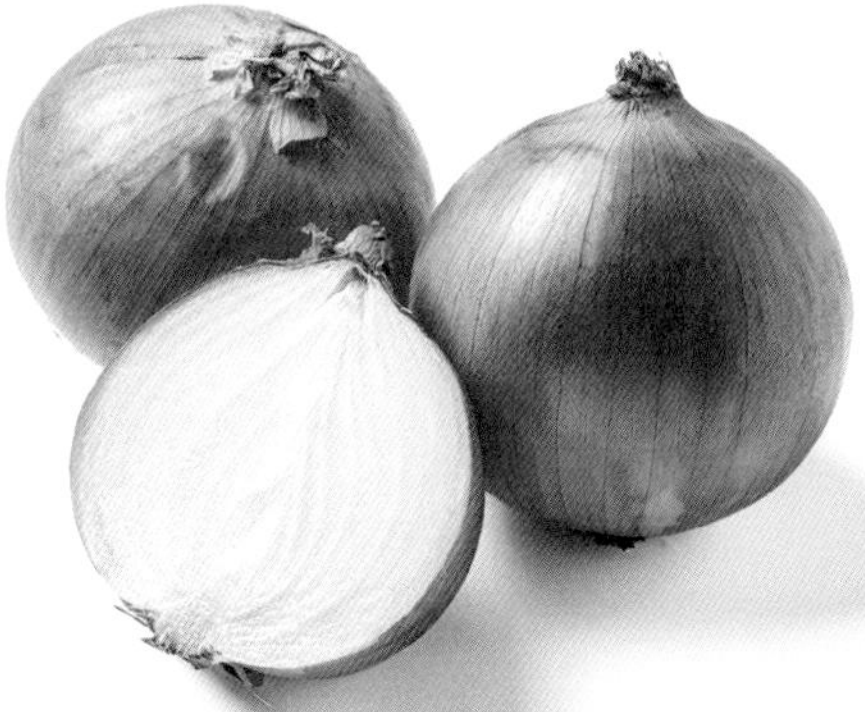

- 血液サラサラ
- 認知機能アップ
- 動脈硬化を予防
- 腸を整える

- ・食物繊維
- ・オリゴ糖
- ・アリシン
- ・ケルセチン
- ・カリウム
- ・葉酸

レシピのいらない食べ方

野菜不足の強い味方「花玉ねぎ」

玉ねぎの皮をむいたら、下4分の1を残して８等分に切り込みを入れる。耐熱皿にのせ、少しすき間をつくってラップをかけ、600Wで6分程度、レンジでチン。ふわっと開いてきれいな花が咲いたら、お好みの調味料でいただきましょう。かつお節とポン酢やめんつゆは定番だし、男性には焼き肉のたれも人気。レンチンするだけなので、野菜が足りないときに楽に１品追加できます。玉ねぎのケルセチンやほかの栄養素は熱に強いものが多いため、炒めたり煮たりしてかさを減らせば、たっぷり栄養がとれます。

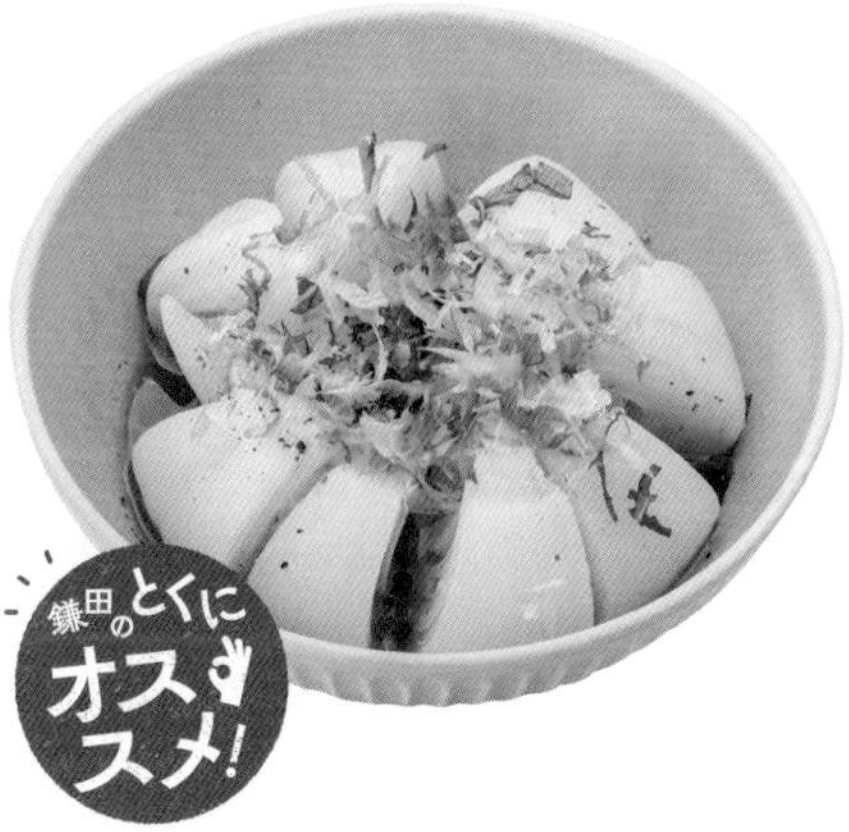

鎌田のとくにオススメ！

分量の目安（1〜2人分）

玉ねぎ…1個、**調味料**…お好みで

長生き食材 4

デーツ

食物繊維とミネラルで腸から美しくなる

デーツは中東やアフリカ北部でよく食べられているナツメヤシの果実です。ここ数年で日本でも人気が出て、スーパーやコンビニでもドライデーツを買うことができます。ねっとりした口当たりと濃厚な甘みは干し柿のよう。

小さな果肉には食物繊維とミネラルが豊富で、イスラム教の聖典であるコーランには**「神が与えた食物」**と記されているのだとか。**食物繊維量はレタスの約6倍で、**不溶性のため、**腸を刺激して排便をうながしてくれます。**

また、マグネシウムはプルーンの1・5倍。余分な塩分を排出してくれるカリウムや鉄分も豊富で、**むくみや貧血が気になる人にもおすすめ**です。

刻んでヨーグルトにまぜたり、サラダのトッピングにしたりしてもよし。糖質量も多いので、**目安は1日1~2粒（約20g）**。ただし、栄養が足りていない高齢者は、1日5粒でもオッケーです。1粒でも満足感が得られるうえに、肌のくすみがとれたり、髪のツヤが戻るなど、**美容効果にも期待**です。

ここに効果的！

ちょう

腸

その名も「神が与えた食物」

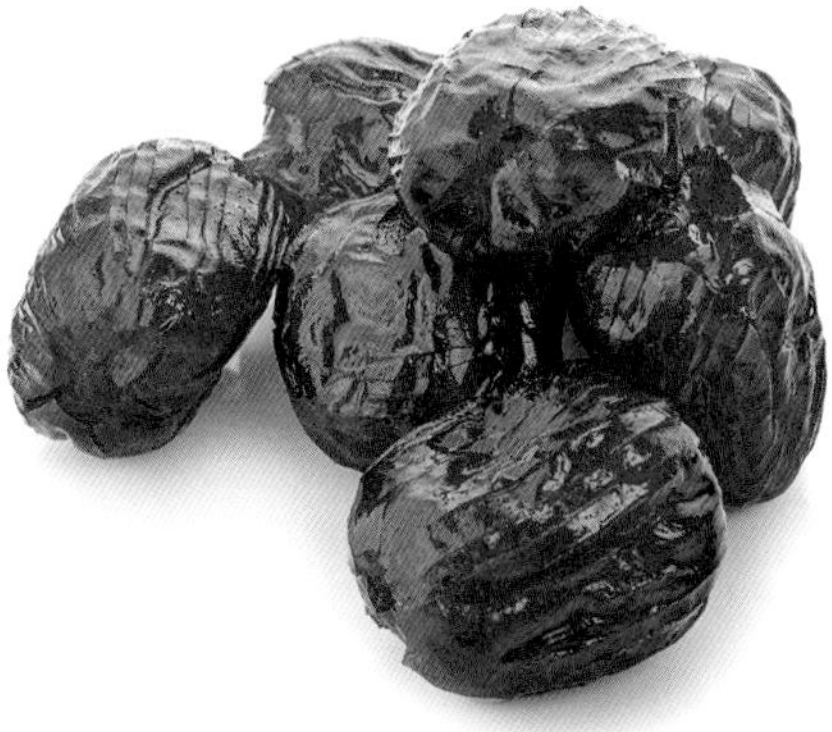

- 腸を整える
- 貧血を予防
- むくみを防止
- 美容効果

・食物繊維	・マグネシウム
・鉄分	・カルシウム
・カリウム	・亜鉛

レシピのいらない食べ方

沖縄名物をずぼら調理「にんじんシリシリ」

沖縄料理の「シリシリ」をデーツでアレンジ。にんじんを千切りに、デーツはみじん切りに。フライパンにツナ缶をオイルごとあけ、にんじんと一緒にしんなりするまで炒めましょう。刻んだデーツを加えて軽くまぜたら、ブラックペッパーで味つけ。器に盛り、かつお節をふりかけて完成です。薄味で塩分ひかえめなのに、デーツの甘みとかつお節のコクでクセになります。にんじんのβ-カロテンは体内でビタミンAに変換されますが、脂溶性のためツナ缶のオイルと相性ばっちり。

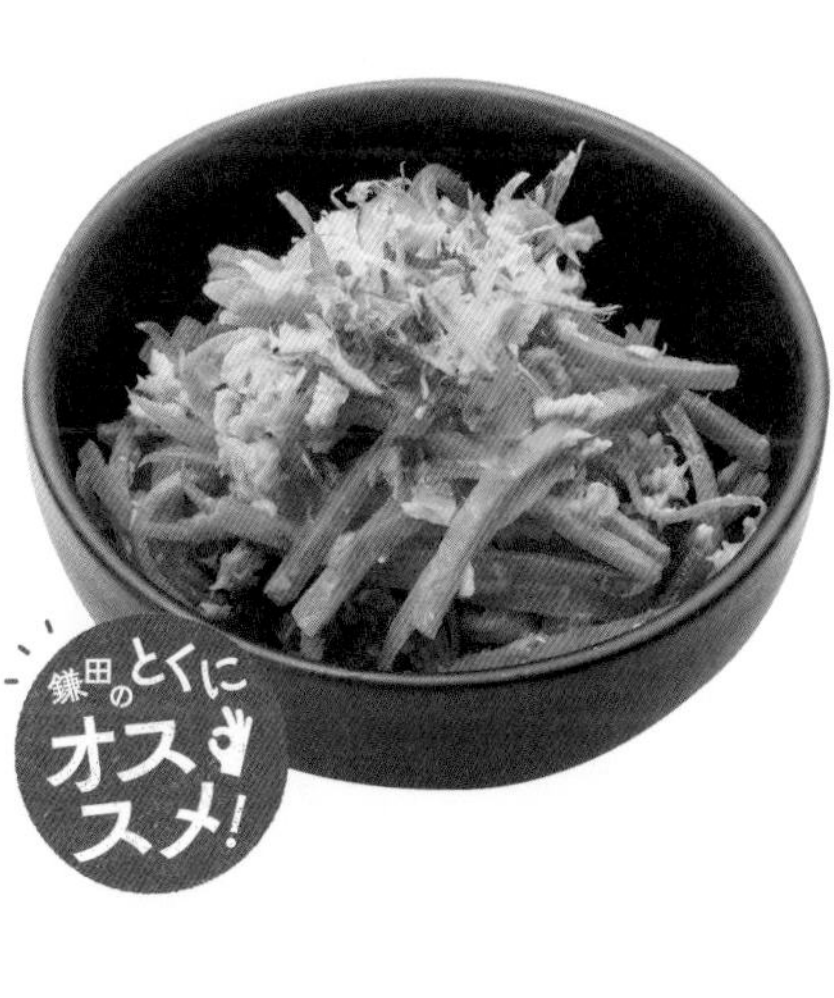

分量の目安（3人分）

デーツ…2個、**にんじん**…1本、**ツナ缶**…1缶、**かつお節・ブラックペッパー**…各適量

圧倒的なたんぱく量！高血糖も防ぐ最強食材

長生き食材 5

高野豆腐

ここに効果的！
きん 筋肉
こつ 骨
ちょう 腸

筋肉をつくるたん活に、絶対に外せないのが高野豆腐。高たんぱくな大豆食品の中でも、**高野豆腐は成分の約半分がたんぱく質とダントツ**です。

そのうえ、**悪玉コレステロールを減らし、食後の中性脂肪や血糖値の上昇をおさえてくれるレジスタントたんぱく**も豊富にふくみます。糖質量は白米の約20分の1しかなく、メタボ予防にもぴったり。しかも、骨をつくる**カルシウムは木綿豆腐の6・5倍**です。

小さくカットされたものを使えば、水で戻さず、そのまま煮物やみそ汁に放りこむだけで手軽にたんぱく質をとることができます。1日1枚分食べることをおすすめします。

この高野豆腐を粉末にした「**粉豆腐**」も大変便利。ハンバーグや肉団子のタネにまぜるだけで、ヘルシー料理に早変わり。ぼくは粉豆腐を小麦粉がわりにして、豚バラや冷凍の牡蠣《かき》やホタテ、それからキャベツいっぱいのお好み焼きをよく食べます。味も普通のお好み焼きよりおいしいくらいですよ。

まるで天然プロテイン！

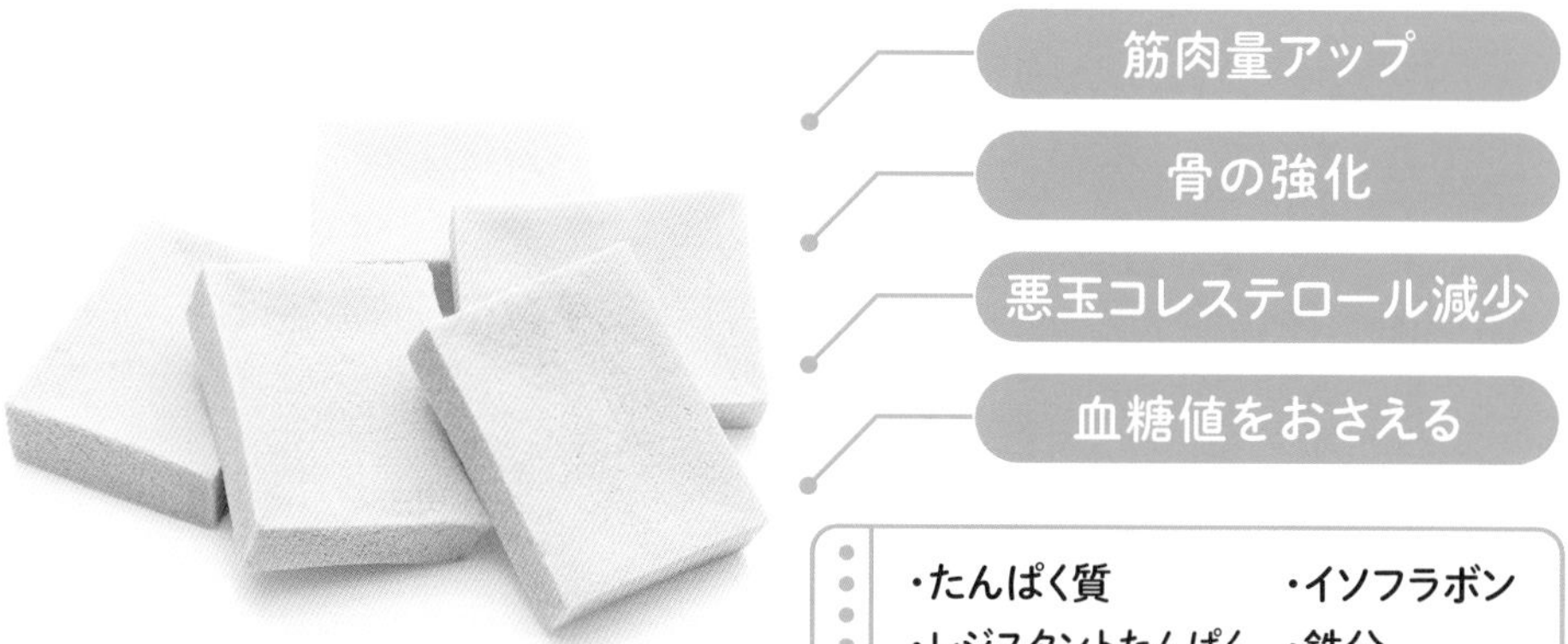

- ・たんぱく質
- ・レジスタントたんぱく
- ・大豆サポニン
- ・イソフラボン
- ・鉄分
- ・カルシウム

レシピのいらない食べ方

「高野豆腐ラスク」で手軽にたん活

高野豆腐は、たん活おやつ（32ページ）にもぴったり。牛乳を耐熱容器に入れ、電子レンジで温めたら、高野豆腐を入れます。あら熱がとれたら、できるだけ薄くカットし、砂糖をまぜたきな粉をまぶして味つけ。トースターでカリカリになるまで焼いたら完成です。砂糖は入れなくてもオッケー。おやつとして手軽にたんぱく補給できるうえに、牛乳やきな粉とまぜることで、たんぱく質とカルシウム量がさらにアップ。市販のおやつより格段においしく、体にいい！ お子さんの体づくりにもおすすめです。

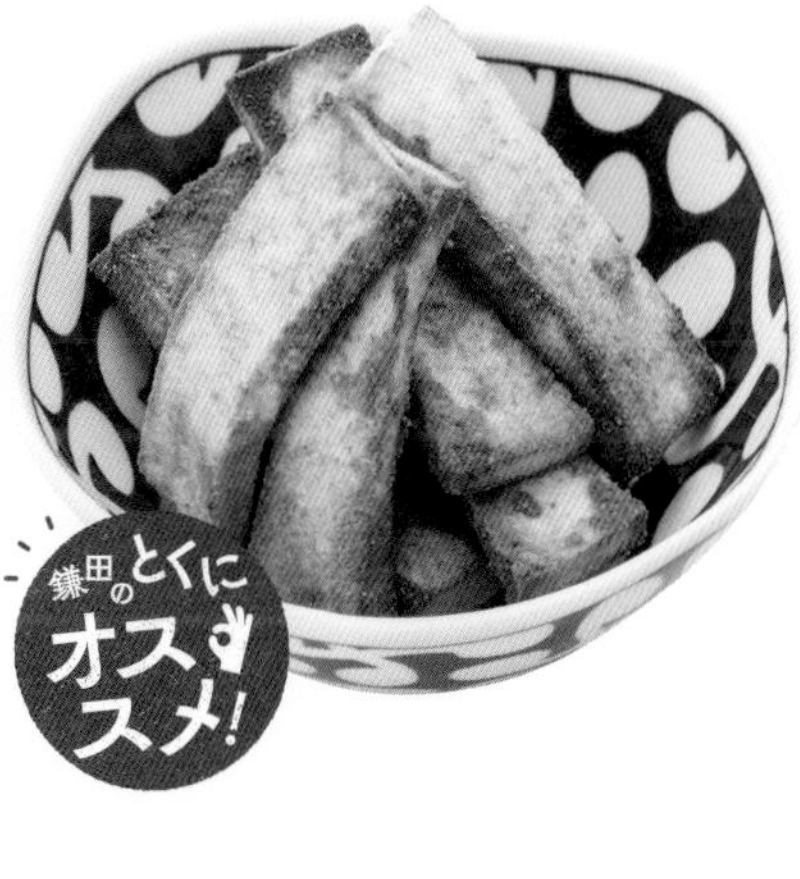

分量の目安（2人分）

高野豆腐…2枚、**牛乳**…150ml、**きな粉**・**砂糖**…各大さじ1

長生き食材 6

納豆

5冠達成の栄養の王様!

ここに効果的!

きん 筋肉

こつ 骨

けつ 血管

のう 脳

ちょう 腸

すべての栄養成分が完全に納まっているから「納豆」と呼ばれるようになったという説もあるほど、納豆は栄養たっぷり。**「きん・こつ・けつ・のう・ちょう」に効く、まさに5冠王。**

原料の大豆は「畑の肉」と呼ばれ、たんぱく質も豊富ですが、じつは認知症予防も期待できるんです。

認知症の原因のひとつが脳内神経伝達物質の「アセチルコリン」の減少です。**大豆にふくまれる大豆レシチン**は、このアセチルコリンの材料となることが知られています。

加えて、糖質の過剰な吸収を防ぐ大豆サポニン、エネルギーをつくるビタミンB_1、がんや生活習慣病予防に効果があるといわれるイソフラボンもふくまれています。さらに納豆には、**ねばねば成分のナットウキナーゼ**も。これは**血液をサラサラにし、高血圧やメタボの撃退に一役かう栄養素。**

発酵食品の納豆は、もちろん腸活にも最適。納豆菌は胃酸に強く、生きたまま腸に届くといわれています。

大豆レシチンで認知症予防も期待！

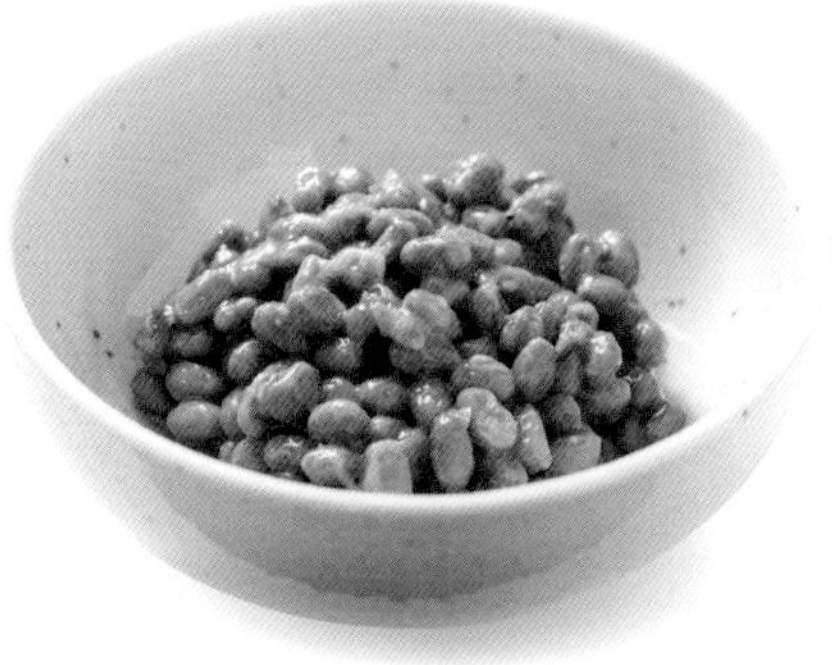

- 筋肉量・骨量アップ
- 血液サラサラ
- 認知機能アップ
- 腸を整える

・たんぱく質	・大豆レシチン
・イソフラボン	・大豆サポニン
・ナットウキナーゼ	・カルシウム

レシピのいらない食べ方

まぜるだけで栄養満点「五目納豆」

　オクラをラップにくるみ、電子レンジ（600W）に1分程度かけます。取り出したオクラとプロセスチーズを食べやすい大きさに刻み、大葉は千切りに。納豆と付属のたれ、しらす干し、すりごまと全部一気にまぜ合わせたら完成。いつもの納豆にチーズやしらす干しを加えることで、たんぱく質とカルシウムが手軽にアップできます。そのうえ、食物繊維もしっかりとれる、「まぜるだけ」のずぼら五目納豆です。

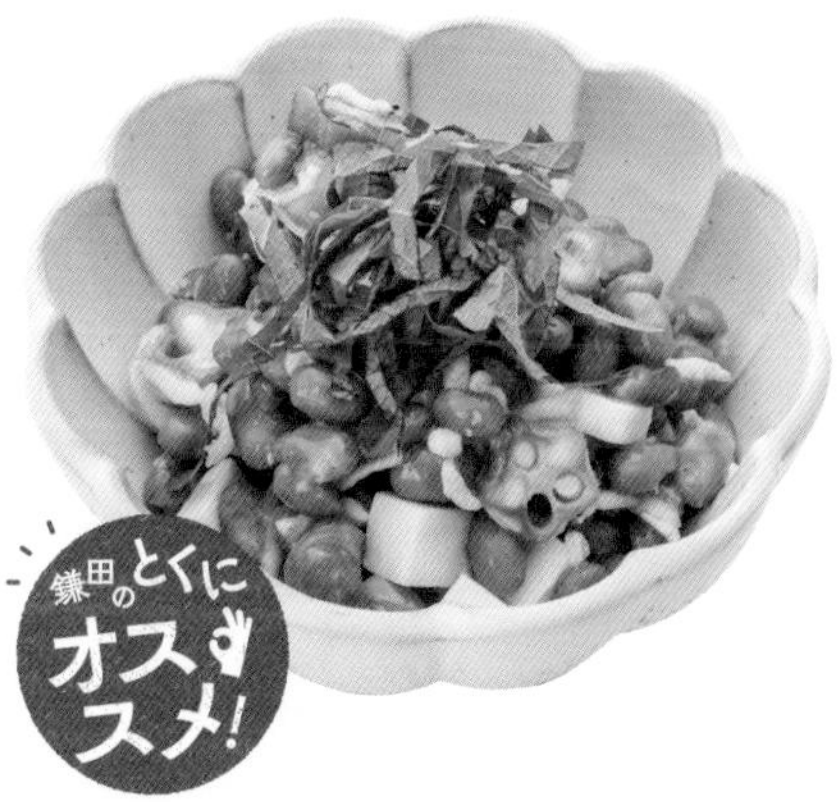

分量の目安（1人分）

納豆…1パック、**プロセスチーズ**…1個、**オクラ**…2本、**しらす干し**…5g、**大葉**…1枚、**付属のたれ**…1個、**すりごま**…お好みで

脳の血流を上げる「缶詰」活用術

長生き食材 7

青魚

若々しい血管を保つためには、とにかく魚を食べること。とくに、サバやサンマ、イワシなどの青魚にふくまれる**EPAやDHA**などの脂（オメガ3脂肪酸）には、血液の粘度を下げてサラサラにしてくれる効果があります。

脳の血流がよくなることで記憶力が高まったり、目の血流がよくなることで視力の回復に役立つ可能性も。もちろん良質なたんぱく質もたっぷり。

アメリカのタフツ大学は、魚を週に2回食べる人は、月1回の人に比べてアルツハイマー型認知症の発症が41％減少すると発表しました。**ぼくは、さらに魚のパワーを得るために、週に5日、できれば毎日でも魚を食べています。**

とはいえ、魚を調理するのは面倒ですよね。ぜひ、**缶詰を活用**しましょう。缶詰なら、買ってきてパカッとあけるだけ。手間もかからず、アレンジも自在。ポイントは汁ごと使うこと。

缶詰のスープには、魚の栄養素がたっぷり溶けこんでいるので、捨てるなんてもったいない！

ここに効果的！

筋肉《きん》

骨《こつ》

血管《けつ》

脳《のう》

毎日食べて血液をきれいに！

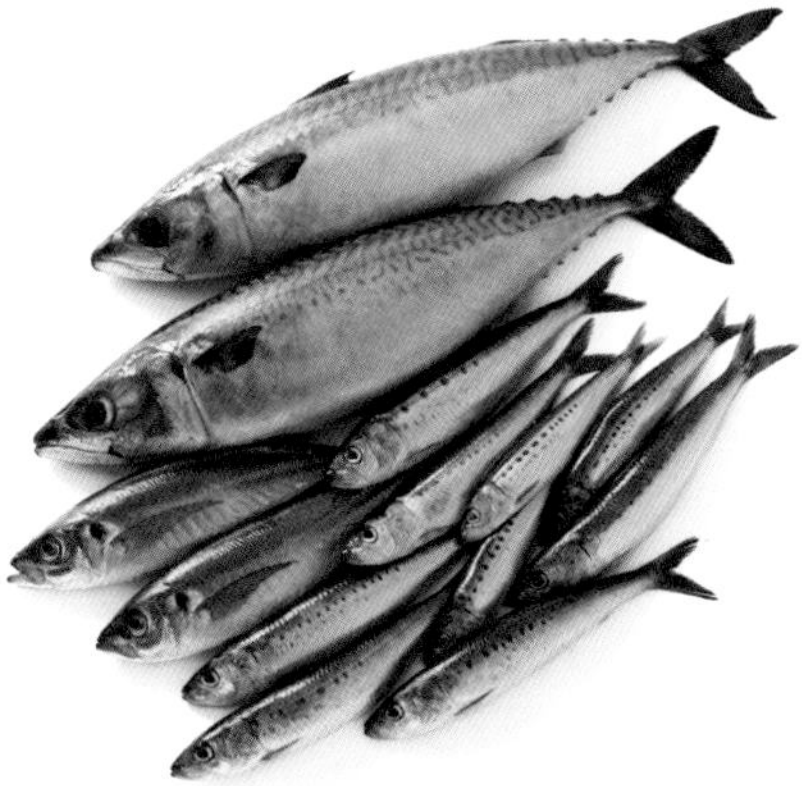

- 筋肉量アップ
- 血液サラサラ
- 認知機能アップ
- 視力回復

・DHA
・EPA
・たんぱく質
・カルシウム
・ビタミンD
・鉄分

レシピのいらない食べ方

たんぱく量アップ！「サバそぼろの2食丼」

フライパンにサバの水煮缶（汁ごと）と砂糖、酒、しょうゆを加え、水分が飛ぶまで炒めたら取り出す。溶きほぐした卵に塩を少々入れ、空いたフライパンでポロポロに炒める。ごはんにサバそぼろと卵そぼろを盛りつけ、お好みで大葉をのせて完成！　卵と一緒に食べると、たんぱく質の量もアップします。

そぼろを豆腐にのせたり、葉物のあえものにまぜたり、コロッケのひき肉がわりにしたり、アレンジも楽しんで。

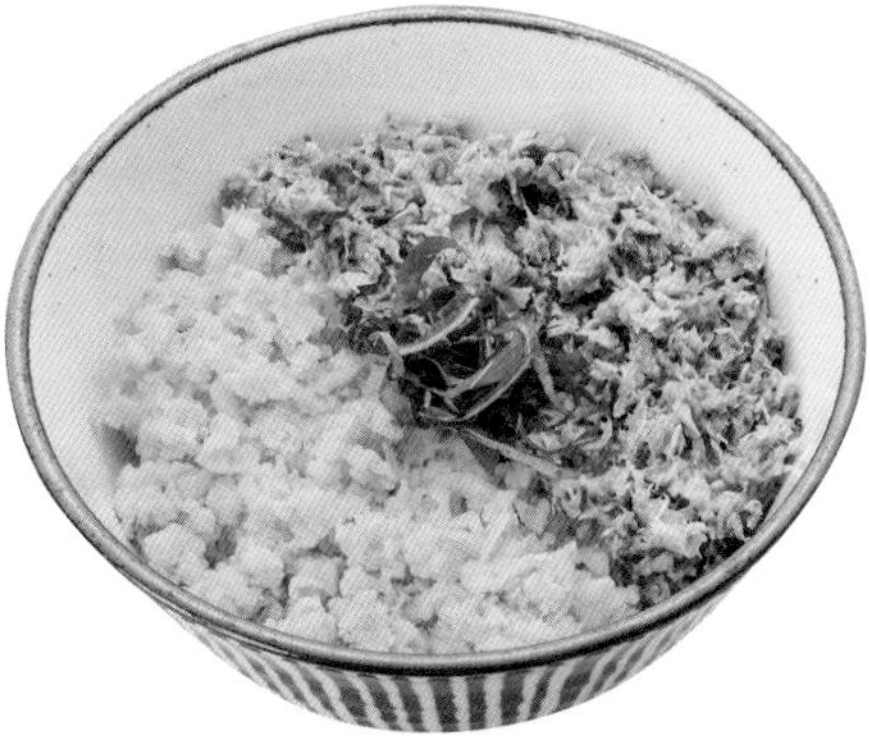

分量の目安（2人分）

サバの水煮缶…1缶（160g）、**砂糖**…大さじ1/2、**酒**…大さじ1、**しょうゆ**…大さじ1/2、**卵**…2個、**塩**…2つまみ、**ごはん**…適量、**大葉**…お好みで

赤い魚

脳にダイレクトに届く天然色素の赤い力！

魚を食べるときは、「赤い魚」も意識しましょう。赤身の魚ではなく、サケ、カニ、イクラ、タラコ、キンメダイなど文字どおり赤い魚です。この赤色は**アスタキサンチンという天然色素で、なんとビタミンCの6000倍もの抗酸化力**を持つといわれます。

体内の炎症をおさえる作用があり、**特にその効果に期待したいのが、脳。**脳には病気の原因となる菌などの通過をふせぐ血液脳関門《けつえきのうかんもん》というバリアのようなしかけがあるのだけど、アスタキサンチンはこれを通過し、**脳にダイレクトに届く**ことができます。筑波大学などの共同研究では、アスタキサンチンの摂取と軽い運動によって、記憶力が高まる可能性が示されています。

アスタキサンチンは魚の皮にもふくまれているので、皮も残さずに。サケの切り身を皮ごと焼いたり、蒸したりするのが手軽です。紅鮭《べにじゃけ》はコンビニでも買えるし、サケの中でもとくにアスタキサンチンが豊富。エビは殻《から》ごと食べられる空揚げなどがいいですね。

ここに効果的！

きん
筋肉

けつ
血管

のう
脳

アスタキサンチンで脳を活性化！

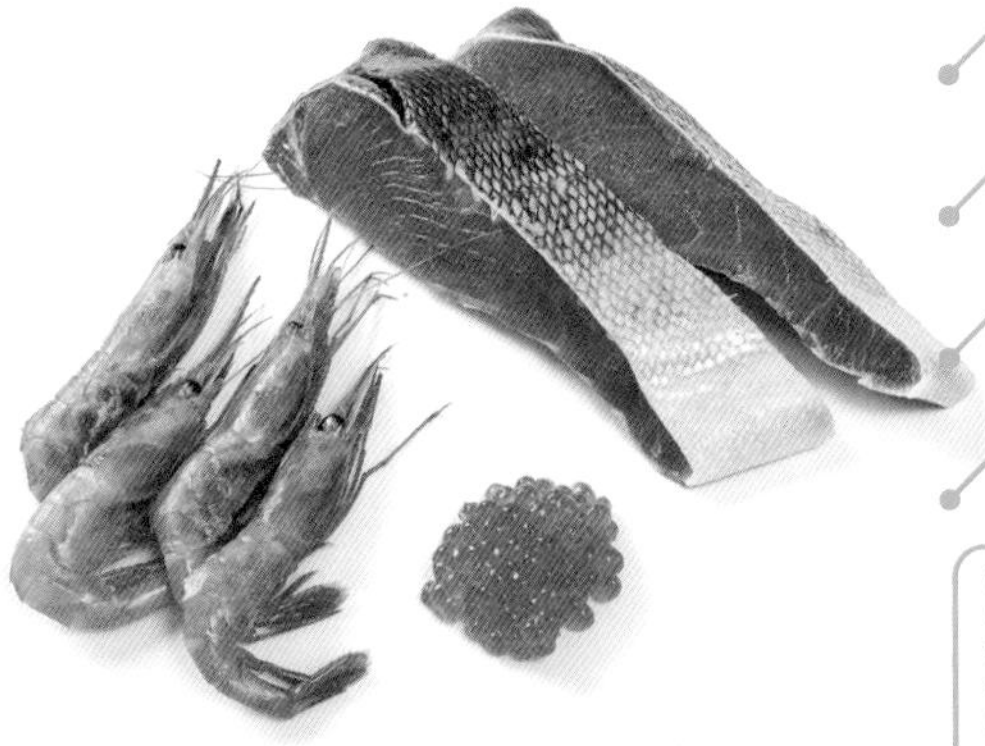

- 認知機能アップ
- 筋肉量アップ
- 免疫力アップ
- 美容効果

・アスタキサンチン
・DHA
・EPA
・たんぱく質
・葉酸
・カルシウム

レシピのいらない食べ方

「サケのホイル蒸し」で抗酸化力アップ

玉ねぎを大きめに、じゃがいもを薄切りにカット。ホイルに玉ねぎ、じゃがいも、サケの切り身、にんにく1かけの順にのせ、塩・コショウをふり、バターを適量のせてホイルで包んだら、ふたをしたフライパンで弱火の蒸し焼きに。あとは20〜30分ほど待つのみ！玉ねぎのケルセチンやじゃがいものビタミンCとの相乗効果で、抗酸化作用がさらに高まります。レモンやしょうゆで一味加えていただきましょう。

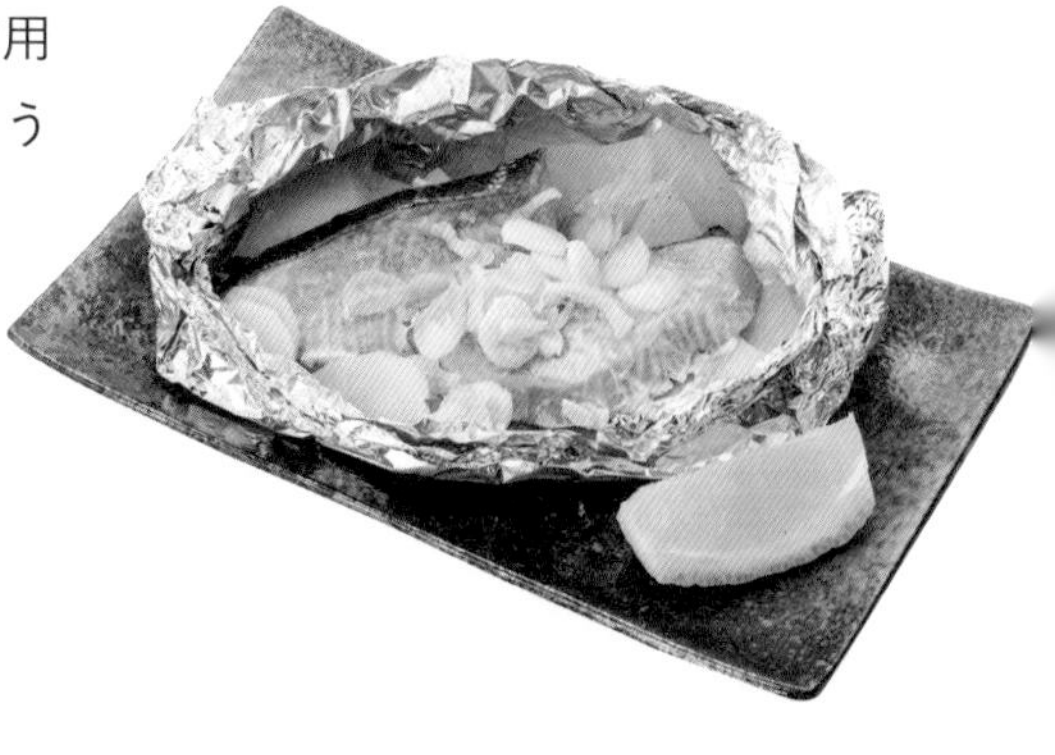

分量の目安（2人分）

サケ…2切れ、**玉ねぎ**…1/2個、**じゃがいも**…1個、**バター**…適量、**塩・コショウ**…少々、**にんにく**…1かけ、**レモン・しょうゆ**…各適量

長生き食材 9 鶏むね肉

必須アミノ酸BCAA《ビーシーエーエー》は筋肉づくりの司令塔

大豆食品とならんでたん活に欠かせないのが、鶏肉です。

100gあたりのたんぱく質量では**ささみが23・9g、むね肉が23・3g、もも肉（ともに皮なし）が19g**と少し差がありますが、脂質が少なく、お財布にもやさしいのがむね肉。

とくに、ぼくがおすすめしたいのが**サラダチキン**です。ほぐして野菜にのせるだけ、スープに入れるだけで、手間なくたんぱく質を追加できるし、〝朝たん〟にはもってこい。こうじに一晩漬けるだけで簡単に作れます。

もちろん、そのまま食べてもオッケー。味つけがシンプルなので、余分なカロリーをカットできます。

また、鶏肉は「バリン」「ロイシン」「イソロイシン」という3つの必須アミノ酸を総称したBCAAと呼ばれる成分が豊富です。**BCAAは、アミノ酸の中でも筋肉の成長と維持に深くかかわる**といわれます。疲労回復や筋肉痛をおさえる働きもあり、体を動かすエネルギーとなってくれます。

ここに効果的！

きん

筋肉

体を動かすエネルギー！

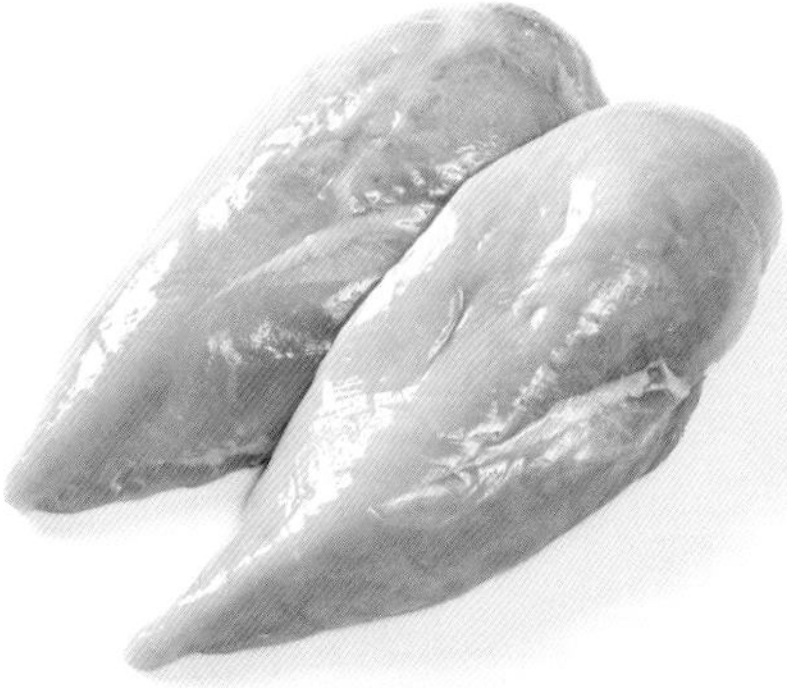

- 筋肉量アップ
- 疲労回復
- メタボ予防
- 美容効果

・たんぱく質　・ビタミンK
・BCAA　・カリウム
・ビタミンB群　・マグネシウム

レシピのいらない食べ方

家で作れる「塩こうじのサラダチキン」

耐熱ビニール袋に鶏むね肉と塩こうじを入れ、よくもみ、空気を抜いて、冷蔵庫で一晩寝かせる。翌日、常温に戻したら、大きめのなべでお湯を沸騰させ、ビニール袋ごと入れて、弱火で3分。火を止めたらふたをして、冷めるまで（3時間ほど）放置。完全に冷めたら取り出して、そぎ切りにします。エクストラバージンオリーブオイルとブラックペッパーをかければ、見た目もおしゃれな洋風さっぱり料理に。ワインとよく合いますよ。

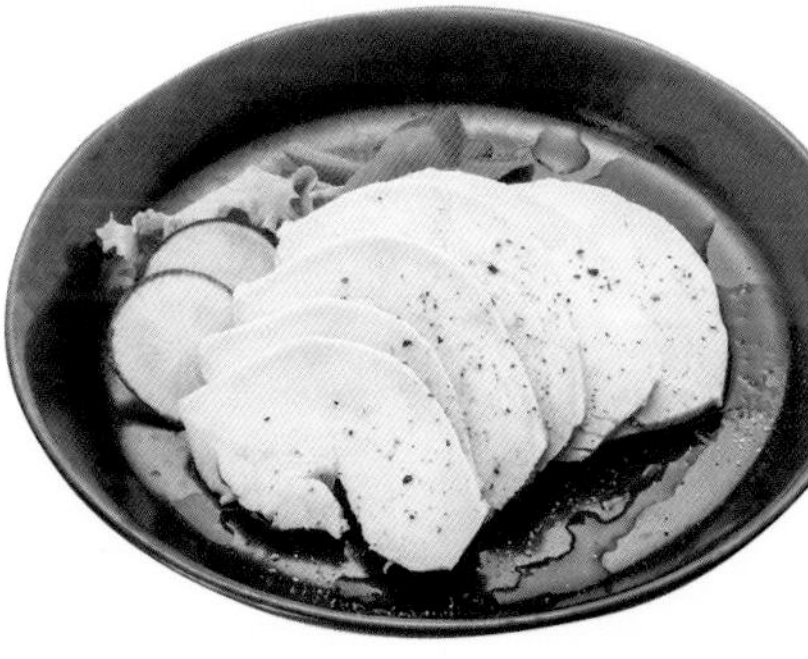

分量の目安

鶏むね肉（**皮なし**）…1枚（300g）、
塩こうじ…大さじ1.5強

長生き食材 10

豚肉

細胞の若返りと筋肉づくりの秘密兵器「亜鉛」もたっぷり

豚肉はビタミンB_1が全食品の中でもトップクラスに多く、体を動かすエネルギーをつくり出してくれます。

疲労回復効果が高いので、疲れたときや夏バテ対策として食べる人も多いですよね。にらやねぎ、玉ねぎなどに含まれるアリシンがビタミンB_1の吸収を高めてくれるので、一緒に調理すると効率よく摂取できます。もちろん、良質なたんぱく質もたっぷりです。

動物性の鉄分は「ヘム鉄」といって、体への吸収率が10〜30%ととても高く、貧血予防にもぴったり。

亜鉛はたんぱく質の合成を高めて効果的に筋肉をつくってくれるうえに、抗酸化作用で老化予防効果も期待できます。女性ホルモンの分泌をうながし、美肌や美髪づくりなど美容にも一役かってくれます。

ただし、部位によっては脂質が多いため、カロリーが気になる方は、ももやひれ肉、レバーなどの赤身も選択肢に。赤身を選ぶなら、鉄分や亜鉛が豊富なレバーはとくにおすすめです。

ここに効果的！

きん

筋肉

疲労回復や貧血対策にも！

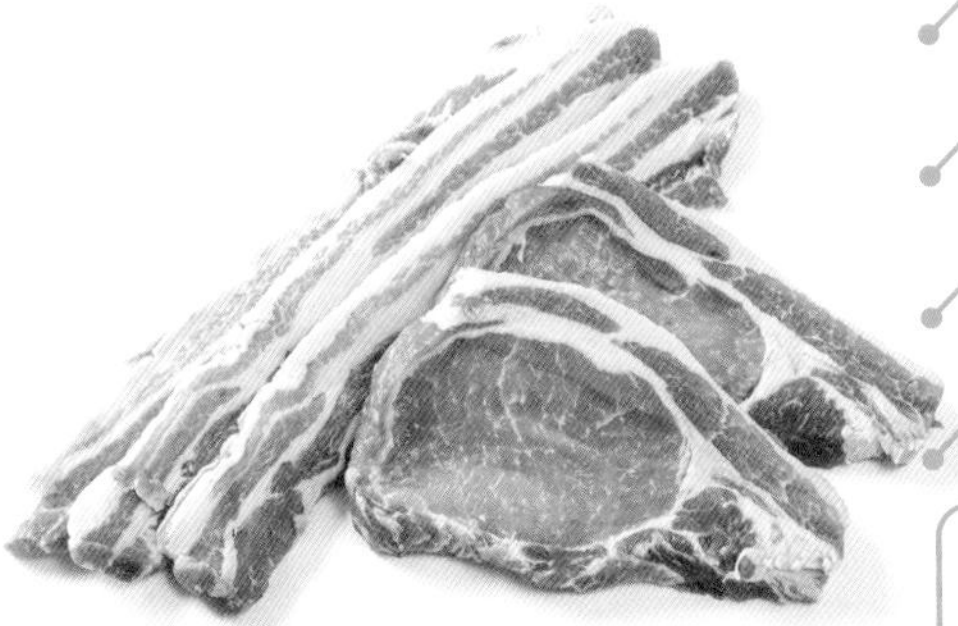

- 筋肉量アップ
- 貧血を予防
- 疲労回復
- 美容効果

・たんぱく質
・ビタミンB_1
・鉄分
・亜鉛
・ナイアシン
・カリウム

レシピのいらない食べ方

疲れがとれる「冷しゃぶサラダそうめん」

パプリカと玉ねぎ、熱湯にくぐらせたオクラを薄切りにし、芯を取ったレタスと一緒に水にさらします。食べやすく切った豚肉を色が変わるまでゆで、湯からあげたら冷ましましょう。ゆでたそうめんを皿に盛り、野菜と肉をトッピング。ビタミンB_1の疲労回復効果で、疲れ気味のときや夏バテ対策にぴったり。めんつゆだけでもいいけれど、秘伝の「つけだれ」もお試しを。ラー油の辛みで食欲増進も期待できます！

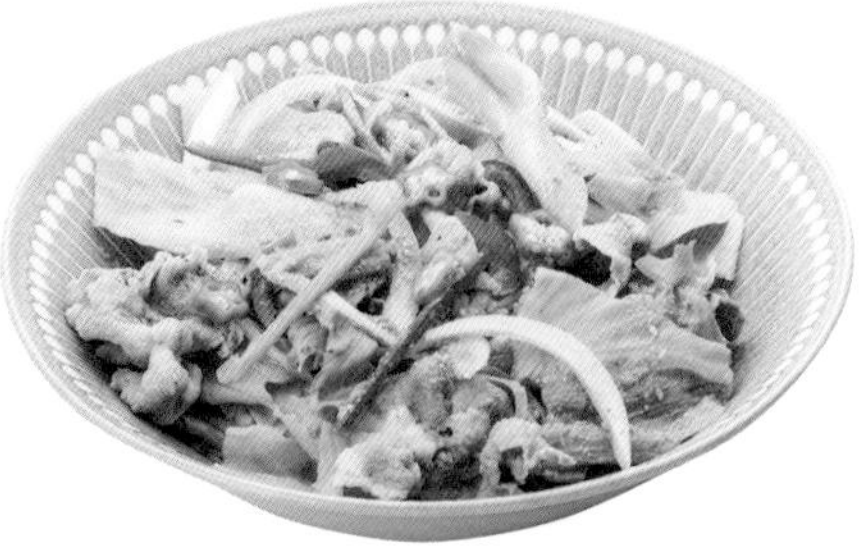

分量の目安（2人分）

そうめん…2束、**豚肩ロース**…120g、**レタス**、**パプリカ**、**オクラ**、**玉ねぎ**…各40g、**めんつゆ**…適量

秘伝のつけだれ（2人分）

めんつゆ（ストレート）…大さじ4、**すりごま**…大さじ2、**酢**…小さじ2、**ラー油**…小さじ1、**おろしにんにく**…小さじ1/2

長生き食材 11

卵

1日3個で命を支え認知機能の向上も！

ぼくは毎日、1日3個を目標に卵を食べています。手軽なうえに、アミノ酸スコアの高い良質なたんぱく質が1個あたり7・3g。**3食にゆで卵をつけるだけで、1日に必要なたんぱく量の約3分の1**がとれてしまいます。

卵は、1日に必要な栄養素のほとんどをふくむ完全栄養食。命を支える栄養素をまるごといただきましょう。

昔はコレステロールを気にして卵は1日1個といわれたけど、この制限はなくなりました。むしろ、**総コレステロールが少し高いほうが血管障害が起きにくい**というデータもあるほどです。

また、卵黄コリンは吸収されると血流に乗り、アスタキサンチンと同じように血液脳関門《けつえきのうかんもん》を通過することができます。さらに、神経伝達物質の材料になるため、**記憶力の低下や認知症を予防する効果**も期待できます。

大リーガーの大谷翔平選手も、よく卵を食べるとか。どうもゆで卵派のようです。ゆですぎは消化が悪くなるため、ゆで卵は半熟がおすすめです。

ここに効果的！

筋肉《きん》

脳《のう》

筋肉を育て、脳活効果も期待！

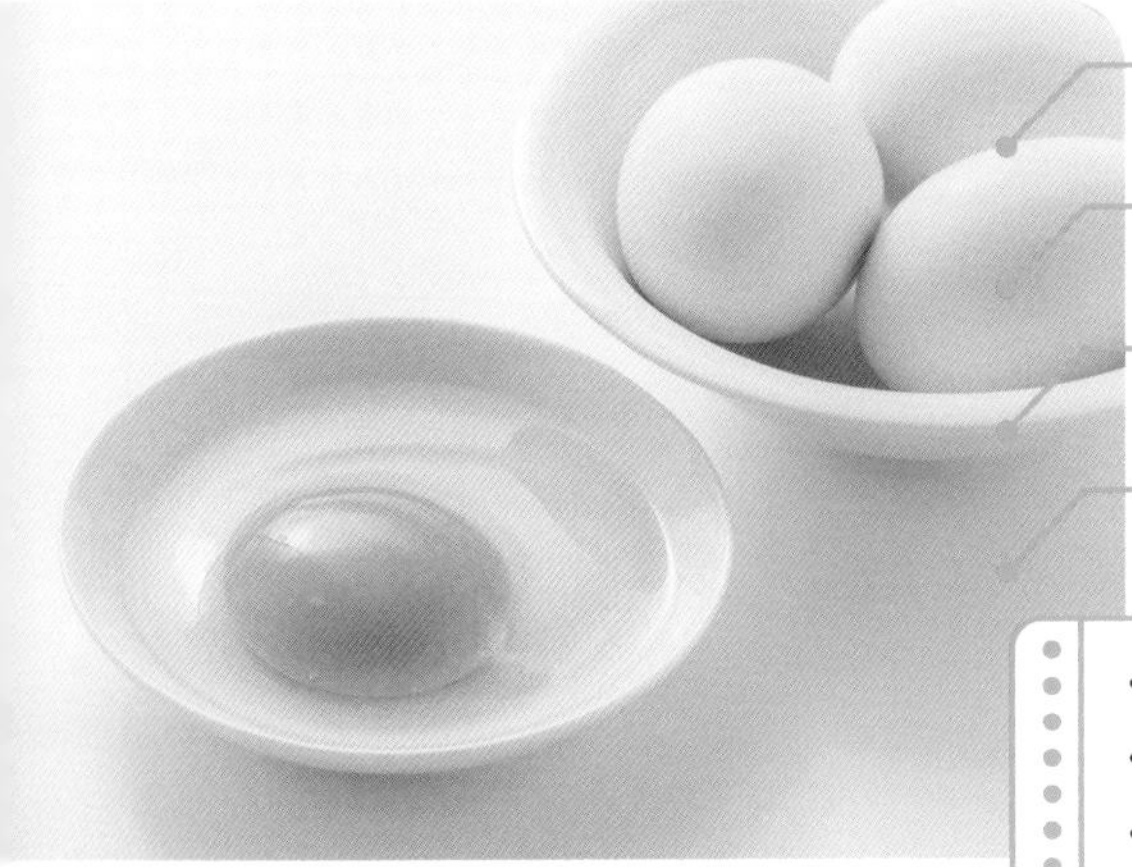

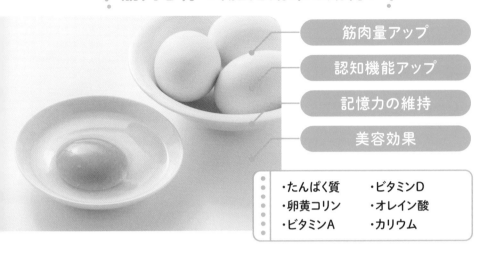

- 筋肉量アップ
- 認知機能アップ
- 記憶力の維持
- 美容効果

・たんぱく質　・ビタミンD
・卵黄コリン　・オレイン酸
・ビタミンA　・カリウム

レシピのいらない食べ方

ウーロン茶に漬けた「減塩味つけ卵」

ウーロン茶とめんつゆを5：1の割合でまぜた液に、ゆで卵を1日漬けるだけ。めんつゆの量を減らしているので、普通の味つけ卵より塩分を減らせるし、しっかり茶色がつくことで視覚的にも減塩につながります。作り置きすれば、冷蔵庫で2〜3日は保存できますよ。3食に手軽に添えられるし、めんつゆが効いて、ちゃんとおいしい！「たん活おやつ」にもぴったりだし、運動の前後にプロテインがわりに食べてもいいですね。鎌田塾で人気の、たん活・脳活の飛び道具です。

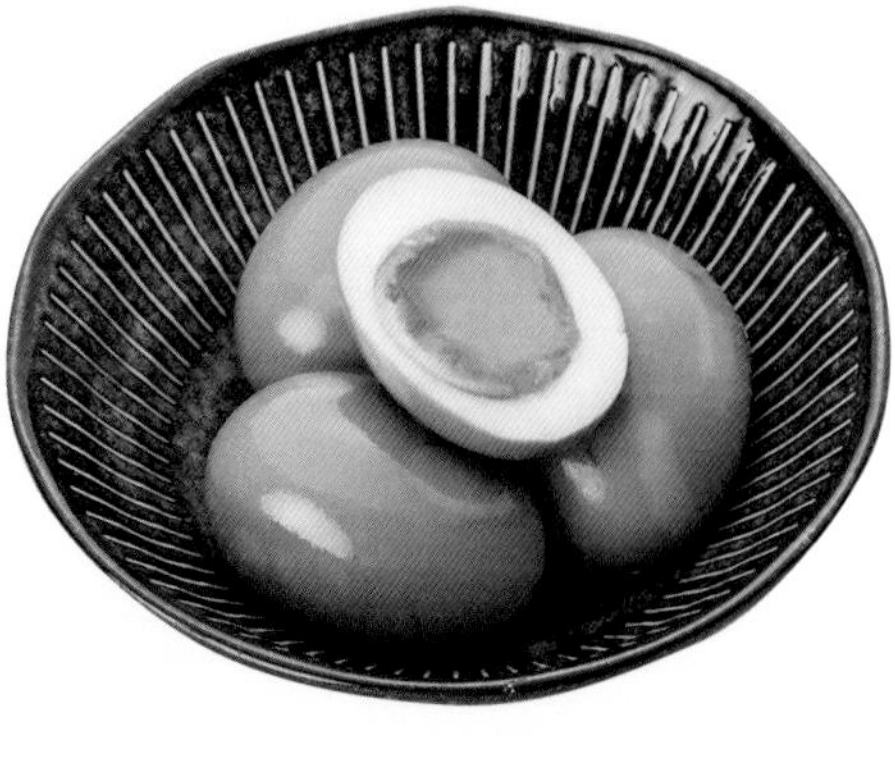

分量の目安

ゆで卵…6個、**3倍濃縮めんつゆ**…60ml、**ウーロン茶**…300ml

長生き食材 12

まるごと小魚

まるごと食べる一物全体食で骨活

しらす干し、ししゃも、めざしなどの小魚はまるごと食べます。ここが大事。卵や果物、野菜と一緒で、命を支えるすべてをいただく一物全体食です。

魚の骨にはカルシウムがたっぷりだし、内臓にはカルシウムの吸収を助けるビタミンDが豊富。骨粗しょう症予防に、ぜひ小魚を食べましょう。

しらす干しやイワシを干物にしためざしなどは、うまみや栄養素がギュッと凝縮されているため、同じ量を食べてもたくさんの栄養を摂取できます。もちろん、良質なたんぱく質や血流をよくするＤＨＡ、ＥＰＡもとれます。

カルシウムを意識してとり続けるのはなかなか大変ですが、その点小魚は手軽で便利。とくに**しらす干しは使い勝手がバツグン**です。油なしで炒めたしょうがにちりめんじゃこ、あおさ粉、ごまをまぜた、その名も「**骨骨《こつこつ》ふりかけ**」を鎌田塾で紹介したら大好評。毎日、「コツコツ」と骨活を続けてくれています。ただし、加工品は塩分が多いので、量にはご注意を。

ここに効果的！

きん 筋肉

こつ 骨

けつ 血管

のう 脳

切り身よりも栄養が凝縮！

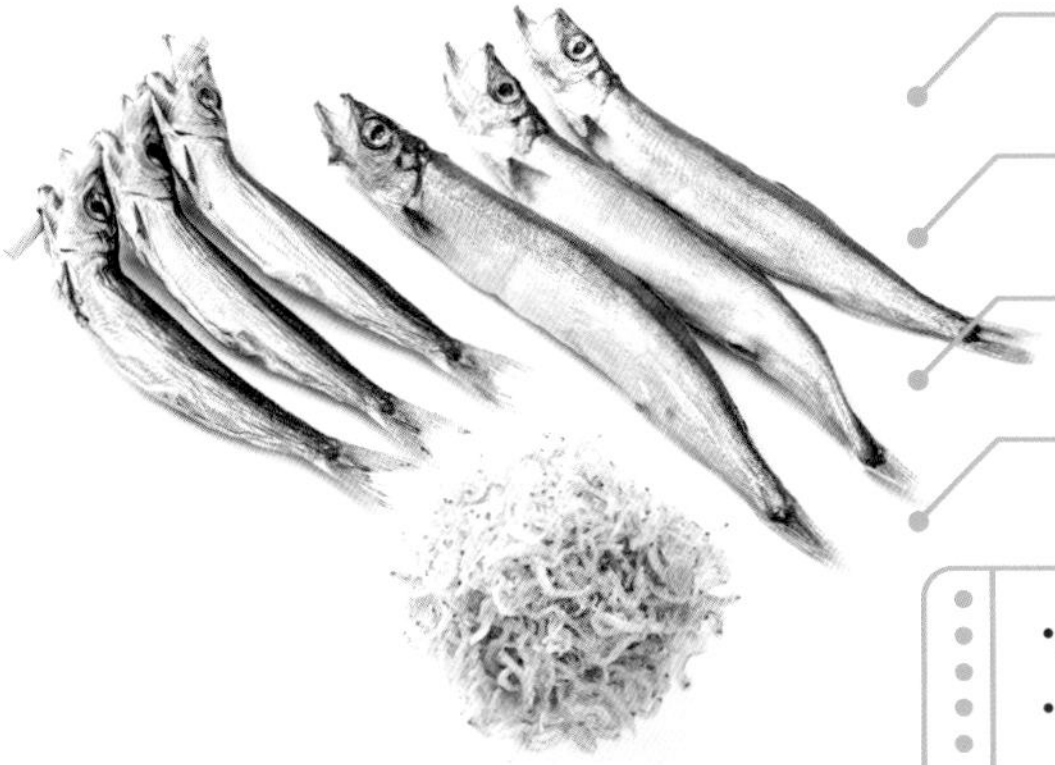

- ・カルシウム
- ・ビタミンD
- ・ビタミンB_{12}
- ・DHA
- ・EPA
- ・たんぱく質

レシピのいらない食べ方

包丁いらずの「豆じゃこごはん」

しらす干しに熱湯をかけ、ざるに移して水気をきります。水煮大豆とまぜて軽く炒ったら、ごはんにまぜるだけ。おかずなしでも手軽にたんぱく質とカルシウムがとれます。ごはんを雑穀米にしたり、ごはんを炊くときに酒やしょうゆを加えたりすると、より風味豊かに、贅沢になります。また、薬味にねぎを使うと、香り成分アリシンが大豆のビタミンB_1の吸収をうながします。たっぷりかけてめしあがれ。

分量の目安（2人分）

しらす干し…20g、**ごはん**…茶碗2杯分、**水煮大豆**…25g
【雑穀米にするなら、白米…1合、雑穀米…10g、酒・しょうゆ…各小さじ1.5を炊くときにまぜて】

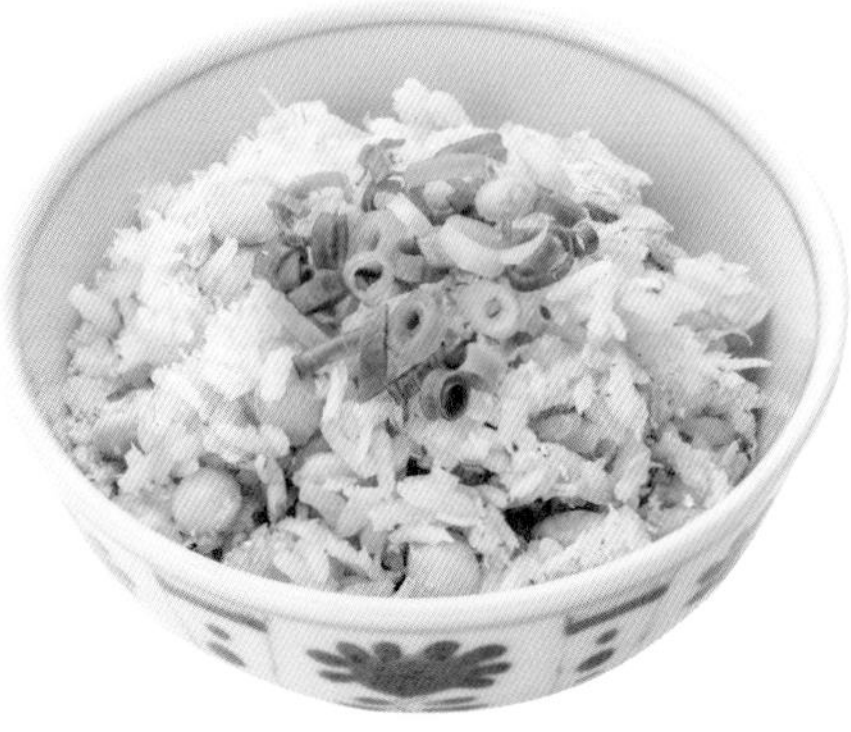

長生き食材 13 干し野菜・きのこ

食物繊維が驚きの15倍 腸が整う干し野菜作り

ここに効果的!

骨《こつ》

血管《けつ》

腸《ちょう》

野菜をたくさん食べるための工夫のひとつが、干し野菜や干しきのこ。かさが減って量を食べられるうえに、甘みや栄養素もギュッと凝縮されます。

たとえば、切り干し大根は生の大根に比べて、**食物繊維とカリウムが約15倍、ビタミンB_1は約18倍、カルシウムはなんと21倍**にもなります。

戻し汁も捨てずに、煮汁やみそ汁などに使えば栄養素を残さずいただけるし、**牛乳やヨーグルトで戻せば、カルシウム量はさらにアップ**。カリウムは血圧を安定させてくれるので、高血圧ぎみの人にもおすすめです。

好みの野菜を薄めや小ぶりに切り、ざるや網にのせて半日干せば半生に、1日干せばカラカラに。日の当たる野外でも屋内でも、どこでもオッケー。

しいたけなんかは、表面積の多い裏のひだ側から、1時間太陽に当てるだけで**ビタミンD_2が3倍以上に、3時間で約5倍に増えた**という研究もあります。* さらに、干ししいたけを裏側から干すと、1時間で約24倍に!

＊神戸女子薬科大学衛生化学研究室『日光照射によるシイタケ中のビタミンD_2増量効果』

栄養価が格段にアップ！

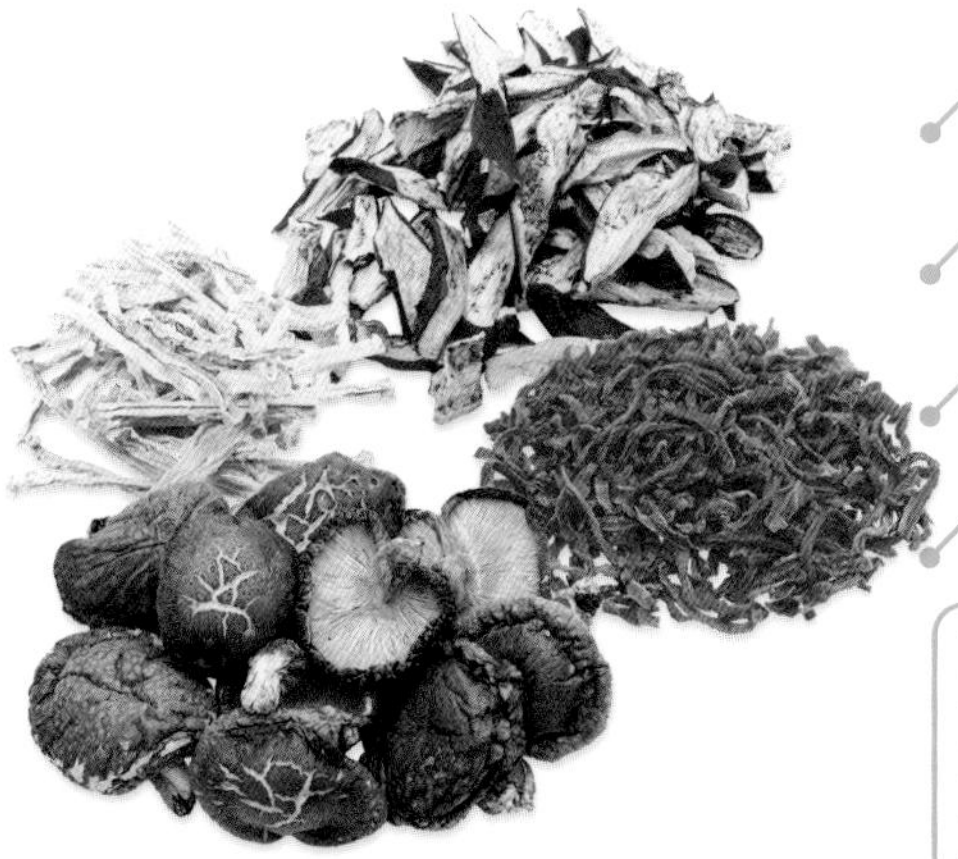

- 腸を整える
- 高血圧を予防
- 免疫力アップ
- 骨の強化

・食物繊維　・カルシウム
・カリウム　・葉酸
・ビタミンB群　・ビタミンD（きのこ類）

レシピのいらない食べ方

「切り干し大根のヨーグルトあえ」でお手軽腸活

洗って水気をきった切り干し大根をキッチンバサミで食べやすい長さに切ります。ビニール袋に大根とヨーグルトを入れなじませたら空気を抜いて冷蔵庫で一晩おき、海苔の佃煮を加えてまぜます。ミニトマト、あえもの、大葉の順に盛りつけ、仕上げに粉チーズ、塩・コショウをふりかけます。腸内環境を整えるさっぱり味のあえものはクセになること確実です。

分量の目安（2人分）

切り干し大根（細め）…10g、**ヨーグルト**（プレーン）…30g、**海苔の佃煮**…小さじ1、**ミニトマト**（縦に4つ切りする）…6個、**大葉**（千切り）…1枚、**塩・コショウ**…少々、**粉チーズ**…小さじ1

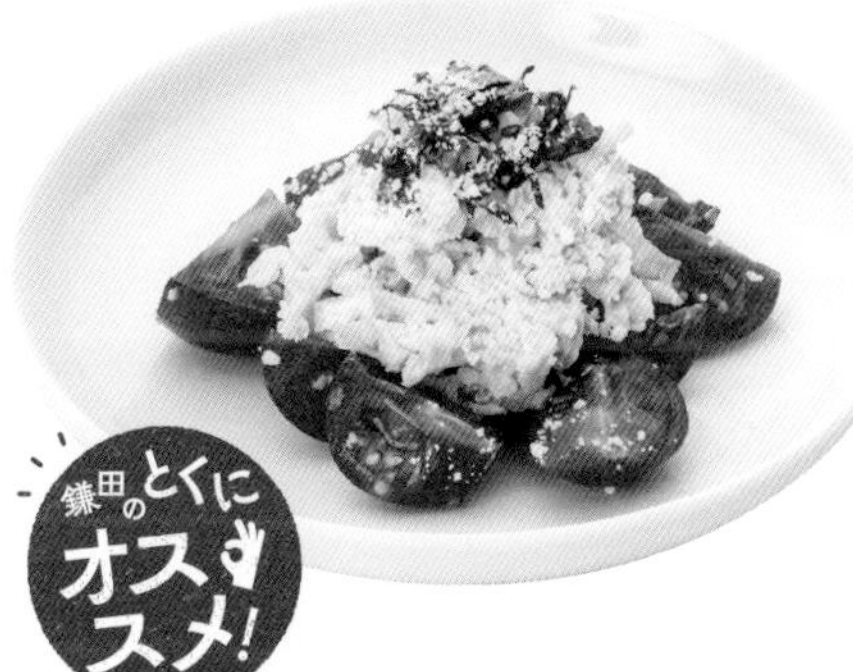

長生き食材 14 トマト

リコピンの抗酸化作用が血管・肌の老化を防ぐ

ここに効果的！

けつ
血管《けっかん》

のう
脳

トマトはビタミン豊富で栄養満点。中でも注目の栄養素がリコピンです。体内では細菌を攻撃する活性酸素がつくられますが、これが増えすぎると脳の疾患や肌の老化につながります。

リコピンは、まさにその対策となる栄養素。**抗酸化力はビタミンEの約100倍**ともいわれ、活性酸素が過剰に出るのを防ぎます。また悪玉コレステロールの酸化をおさえるため、血流改善にも効果を発揮。**血管・心疾患のリスクを減らすことまで期待できる**んです。

リコピンとは、トマトの赤色のもとになる色素。赤く熟したトマトほどリコピンが多くなります。リコピンは熱に強く脂溶性のため、油と一緒に調理するのもおすすめです。

また、トマトジュースやトマト缶を活用するのもいいですね。**加工することでトマトの細胞壁がこわれ、リコピンの吸収率がアップ**します。β－カロテンなどほかの栄養素もたっぷりなので、加工品もうまく活用し、トマトを食べる習慣を身につけてください。

老化を防いで血のめぐりもよくなる

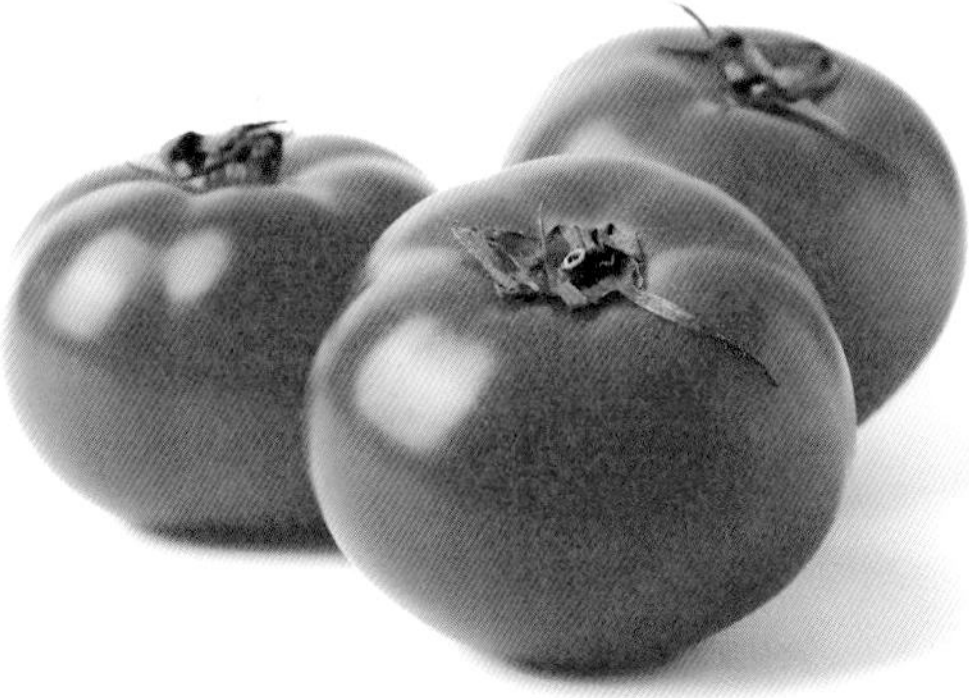

- 血液サラサラ
- 動脈硬化を予防
- 心筋梗塞を予防
- 美容効果

- ・リコピン
- ・β-カロテン
- ・ビタミンA
- ・ビタミンC
- ・カリウム
- ・食物繊維

レシピのいらない食べ方

スイーツ代わりに「トマトのハニーマリネ」

ミニトマトにつまようじで10カ所くらい穴をあけます。保存袋にはちみつ、オリーブオイル、米酢を入れ、よくもんでまぜて、ミニトマトを入れて冷蔵庫で3〜4時間冷やせば完成です。皮ごといただくうえに、オリーブオイルと一緒に食べるため、リコピンの吸収率がさらにアップ！ はちみつの甘みと米酢のほのかな酸味がつまようじであけた穴から浸透し、絶品です。

塩分ゼロの手軽な副菜として、ビタミン補給できるおやつとして活用してください。

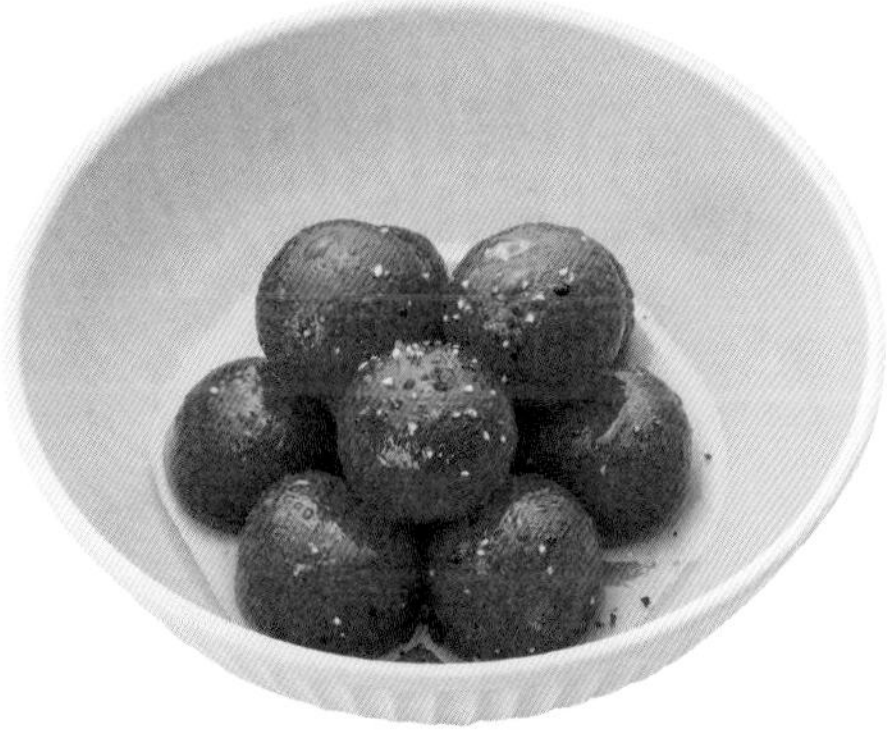

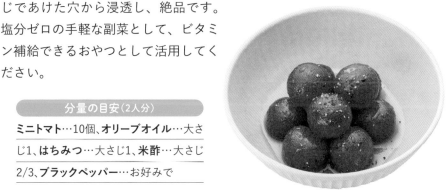

分量の目安（2人分）

ミニトマト…10個、**オリーブオイル**…大さじ1、**はちみつ**…大さじ1、**米酢**…大さじ2/3、**ブラックペッパー**…お好みで

冷凍きのこミックスで楽に毎日「スーパー菌活」

長生き食材 15

きのこミックス

ここに効果的!

こつ
骨

ちょう
腸

菌食材を食べて腸をきれいにすることを「菌活」といいますが、唯一、菌だけでできている食材がきのこです。

最近では、**毎日きのこを食べることで、腸内を整えて免疫力を高める酪酸が増える**こともわかってきました。

きのこはどれも食物繊維が多く、**β－グルカンという成分には、免疫力を高めて、細菌やウイルスなどの異物を排除してくれる**作用もあります。

カルシウムの吸収をうながすビタミンDも豊富なため、**骨を強くする強力な応援団**にもなってくれます。

そんな**きのこの栄養を引き出すコツは、冷凍保存。**冷凍すると、きのこの水分がふくらんで細胞壁がこわれ、細胞内のうまみ成分や栄養素が出やすくなるためです。ぼくのおすすめは、しいたけ、しめじ、エリンギ、まいたけなど、お好みのきのこを適当な大きさにカットして作る「**冷凍きのこミックス**」。みそ汁や炒め物などにパラッと入れれば、きのこ料理に早変わり！

1カ月は保存できます。

冷凍保存で栄養価がアップ！

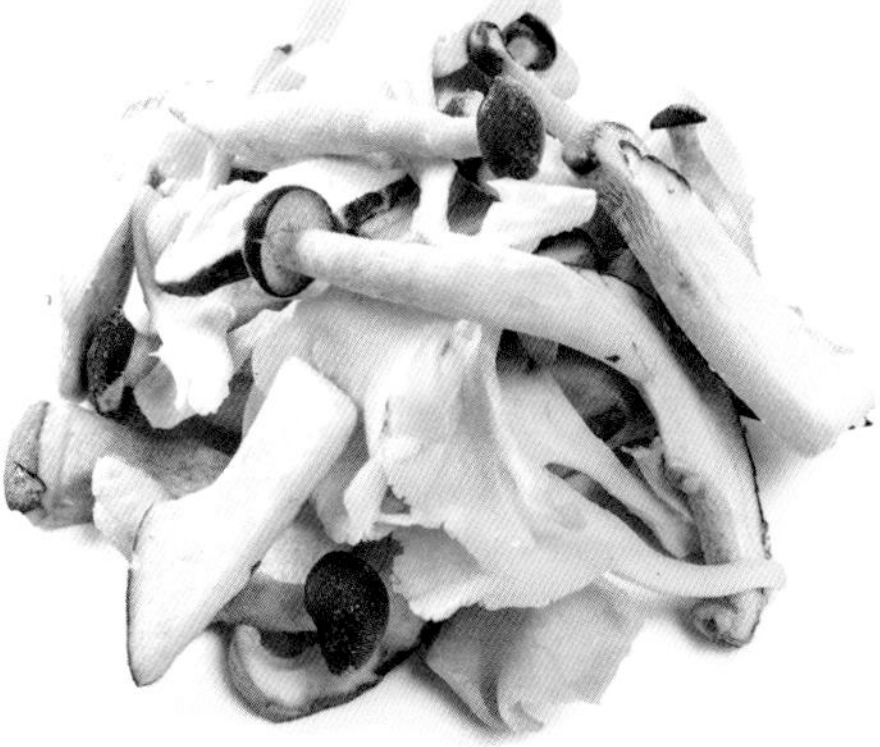

- 腸を整える
- 免疫力アップ
- 骨の強化
- 美容効果

・食物繊維
・β-グルカン
・ビタミンD
・ビタミンB群

レシピのいらない食べ方

「厚揚げと冷凍きのこあんかけ」

自作の冷凍きのこミックスをサッと炒め、しんなりしてきたら4等分にした厚揚げを入れる。そこにめんつゆ、みりん、砂糖、水を入れ、中火で5〜10分。しょうがチューブ、水溶き片栗粉を加えてとろみをつけたら完成です。お好みでねぎをちらしましょう。厚揚げにはカルシウムも豊富なため、冷凍効果でパワーアップしたきのこのビタミンDと一緒に食べれば、効率よくカルシウムを吸収できます。

分量の目安（2人分）

冷凍きのこミックス…160g程度、**厚揚げ**…1丁、**2倍濃縮めんつゆ・みりん**…各大さじ2、**砂糖**…大さじ1、**水**…150ml、**しょうがチューブ**…小さじ1、**片栗粉**…小さじ2

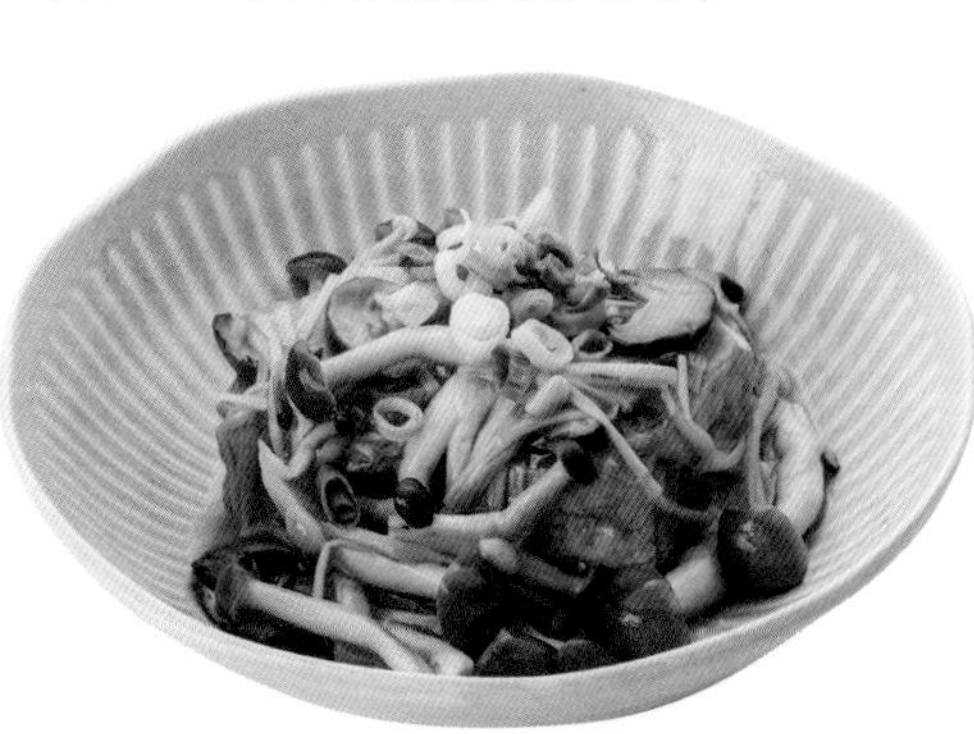

長生き食材 16

酢

血流を改善し脳梗塞も予防、筋活にも!

ここに効果的!

きん
筋肉

けつ
血管

のう
脳

日本が長寿大国なのは、酢を使う料理が多いのも一因だと考えています。昔の家庭では酢の物をよく食べ、毎朝梅干しを食べる習慣もありました。

酸味のもとになるクエン酸には、血液をきれいにして血流をよくする作用があります。**高血圧を防ぎ、食後の血糖値の上昇をゆるやかにすることで、糖尿病や脳梗塞などの予防**にも。

クエン酸には、血液中の乳酸を分解して新陳代謝をうながすサイクルがあり、**疲労回復効果も期待できます。**

いつもの料理に酢をサッとふりかければ、酸味が加わって減塩になるし、**牛乳に酢を入れるとラッシー風になってぼくのお気に入り。**黒酢やりんご酢を入れてもいいですね。

ぼくは、筋活のときは泡盛《あわもり》のもろみから作られるもろみ酢を水で薄めて飲んでいます。酸味がまろやかで飲みやすく、アミノ酸も豊富。筋肉づくりに貢献してくれます。運動をする前に飲むと、筋活と、持久力の増強が行われているように感じます。

健康長寿のみなもと！

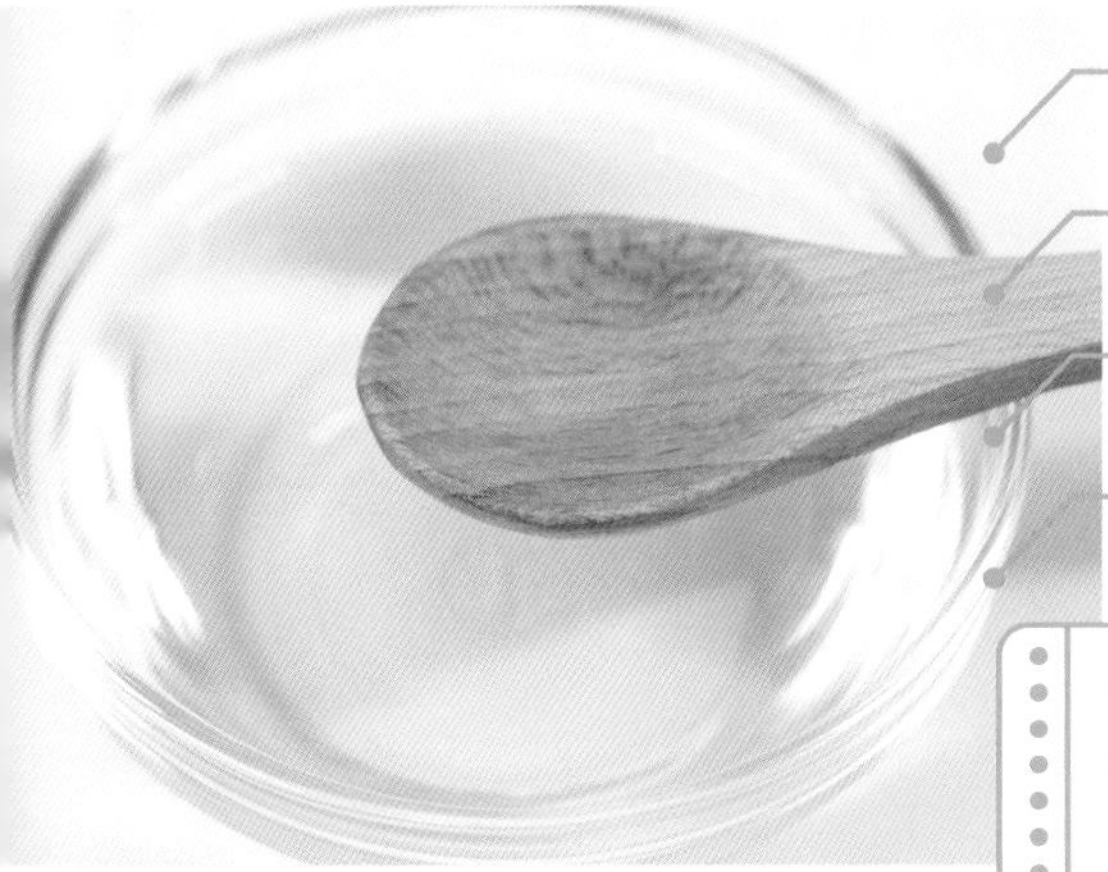

- 血液サラサラ
- 脳梗塞を予防
- 高血圧を予防
- 疲労回復

・クエン酸　・アミノ酸
・グルコン酸
・酢酸

レシピのいらない食べ方

1杯で疲労回復！「飲むヨーグルト風ドリンク」

牛乳に酢をまぜると、とろみが出て、飲むヨーグルト風のさわやかなドリンクになります。酢はなんでもいいけれど、ぼくはりんご酢を入れるのが一番好き。１杯飲むと疲れがとれ、朝の目覚めもよくなります。酢にふくまれるクエン酸には、カルシウムの吸収を高める働きがあります。そのため、牛乳のカルシウムも酢と一緒に飲むことで吸収がよくなり、骨活にも一役かってくれます。酢はレモン果汁に置きかえてもオッケー。はちみつを少し入れると、飲みやすくなりますよ。

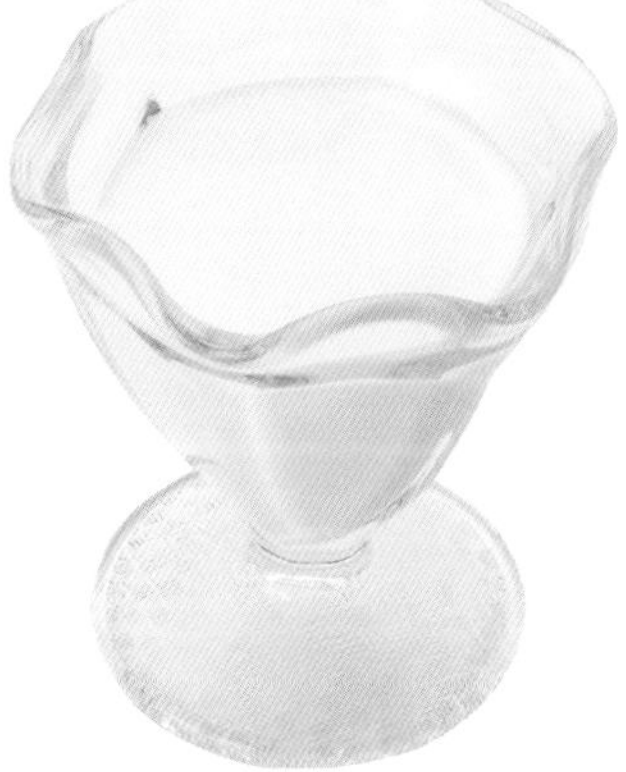

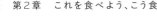

分量の目安（1人分）

牛乳…200ml、**酢**…小さじ2（お好みでりんご酢などに変更してください）

長生き食材 17

牛乳

「朝乳《あさにゅう》」で筋肉を増やし「夜乳《よるにゅう》」で良質な睡眠を

「牛乳を飲むな」と言う人もいるけれど、海なし県の長野県を平均寿命日本一にするとき、ぼくは牛乳を1日1本飲むようにすすめました。良質な魚のたんぱく質が足りなかったからです。

牛乳1杯（約200㎖）には、「乳たんぱく質」が6.6gふくまれ、**毎朝の1杯で、成人男性の平均たんぱく摂取量の約10分の1を補えてしまいます。**

ぼくは「朝たん」をすすめていますが、朝の牛乳、「**朝乳**《あさにゅう》」はとくにおすすめ。いそがしい朝も牛乳なら手軽だし、カナダの研究*では、**朝食時に牛乳を飲むと、食後の血糖値が上がりにくい**というデータも出ています。

逆に、睡眠障害のある人には、寝る1時間前のホットミルクをおすすめしています。つまり「**夜乳**《よるにゅう》」です。牛乳にふくまれるトリプトファンが睡眠ホルモンの材料になるうえに、カルシウムがリラックス効果を生み出します。

また、牛乳は小魚や野菜などに比べてカルシウムの吸収率が高いため、骨活にも強力な相棒になってくれます。

ここに効果的！

筋肉《きん》

骨《こつ》

＊ゲルフ大学とトロント大学との共同研究

毎朝の1杯が筋肉をつくる！

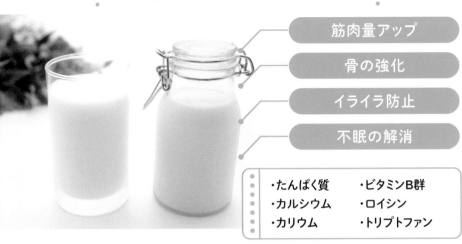

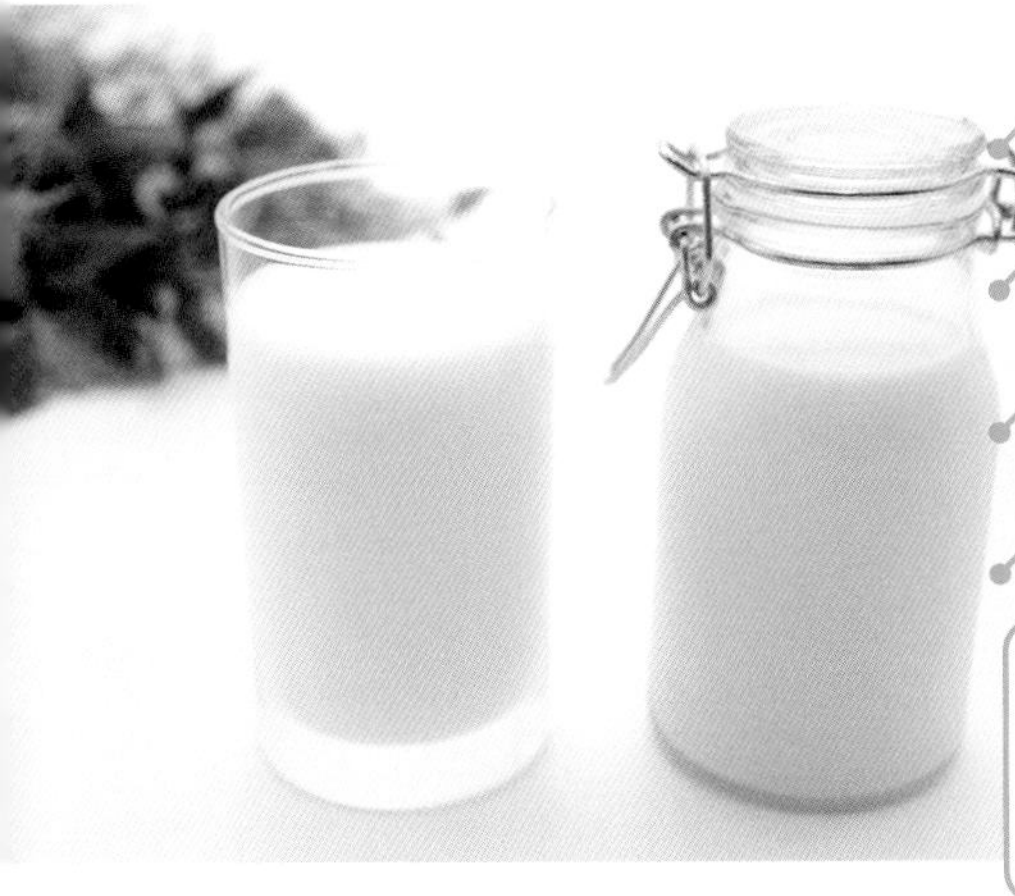

- 筋肉量アップ
- 骨の強化
- イライラ防止
- 不眠の解消

・たんぱく質　・ビタミンB群
・カルシウム　・ロイシン
・カリウム　・トリプトファン

レシピのいらない食べ方

たん活おやつにぴったり！「ミルクもち」

なべに砂糖・片栗粉を入れてまぜ合わせたら、牛乳を加えて中火にかけ、ヘラでかきまぜながら火を通します。とろみがついてまとまりが出てきたらお皿に盛り、お好みできな粉を添えましょう。ふわふわもっちりでやさしい甘み。牛乳ときな粉のたんぱく質がとれるので、「たん活おやつ」にもぴったりです。トッピングは、ごま、ゆであずき、フルーツなどもおすすめ。シンプルな味わいなので、いろいろ添えて味の変化を楽しんでください。

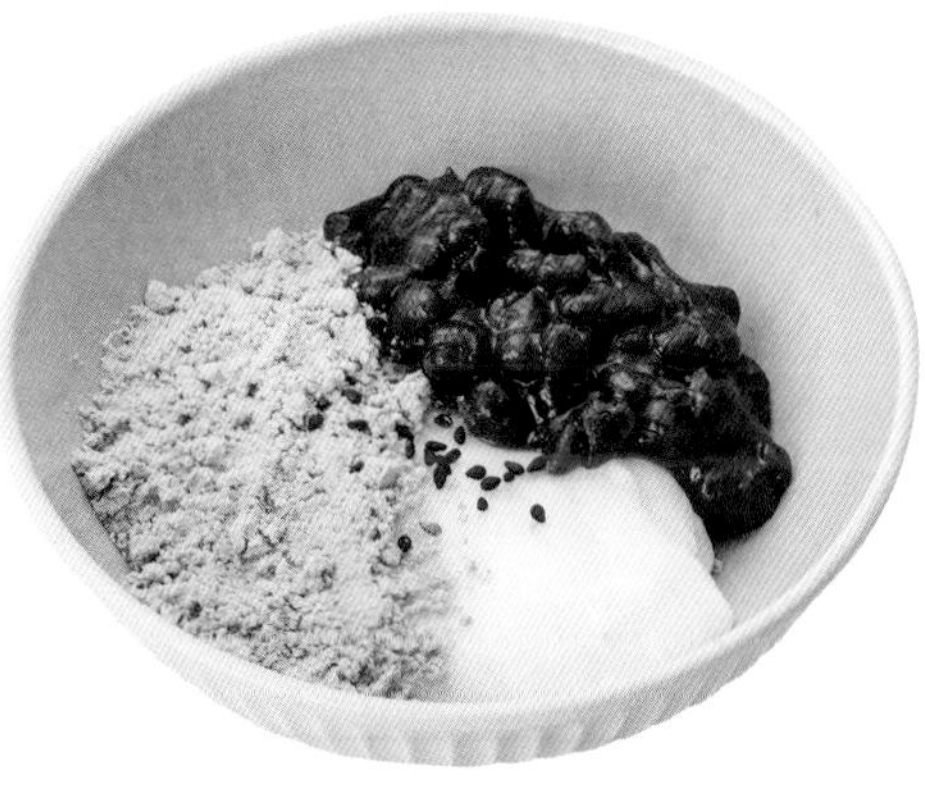

分量の目安（2人分）

牛乳…200ml、**砂糖**…大さじ2、**片栗粉**…30g、**トッピング**…お好みできな粉、ごま、ゆであずき、フルーツなど

長生き食材 18

ヨーグルト

腸の善玉菌が増え認知機能もアップ！

牛乳から作るヨーグルトは、発酵の過程でたんぱく質がより吸収されやすくなっているため、効率的にアミノ酸を体に取り入れることができます。**また、脳腸相関《のうちょうそうかん》といって、腸と脳はお互いに影響をおよぼし合っています。**ヨーグルトで腸内環境をよくすると、脳にもいい影響をあたえ、認知症リスクを少し減らし、よい睡眠をつくってくれることがあります。

とくに、腸内に有益な効果を与えてくれる生きた微生物を「プロバイオティクス」と呼び、乳酸菌やビフィズス菌などはその代表。乳酸菌は胃酸で死滅しても腸を整える効果がありますが、「生きたまま腸に届く」などの表示がある商品や、腸内環境の改善に効果的な菌の名前が記された商品を選べば、より腸活効果が期待できます。**ビフィズス菌はオリゴ糖をエサにして増えるため、バナナやはちみつと一緒にとると腸活効果がアップ**します。

ヨーグルトは熱で菌が死んでしまうため、料理に使うなら非加熱で。

ここに効果的！

筋肉《きん》

骨《こつ》

脳《のう》

腸《ちょう》

脳と腸のどっちにも！

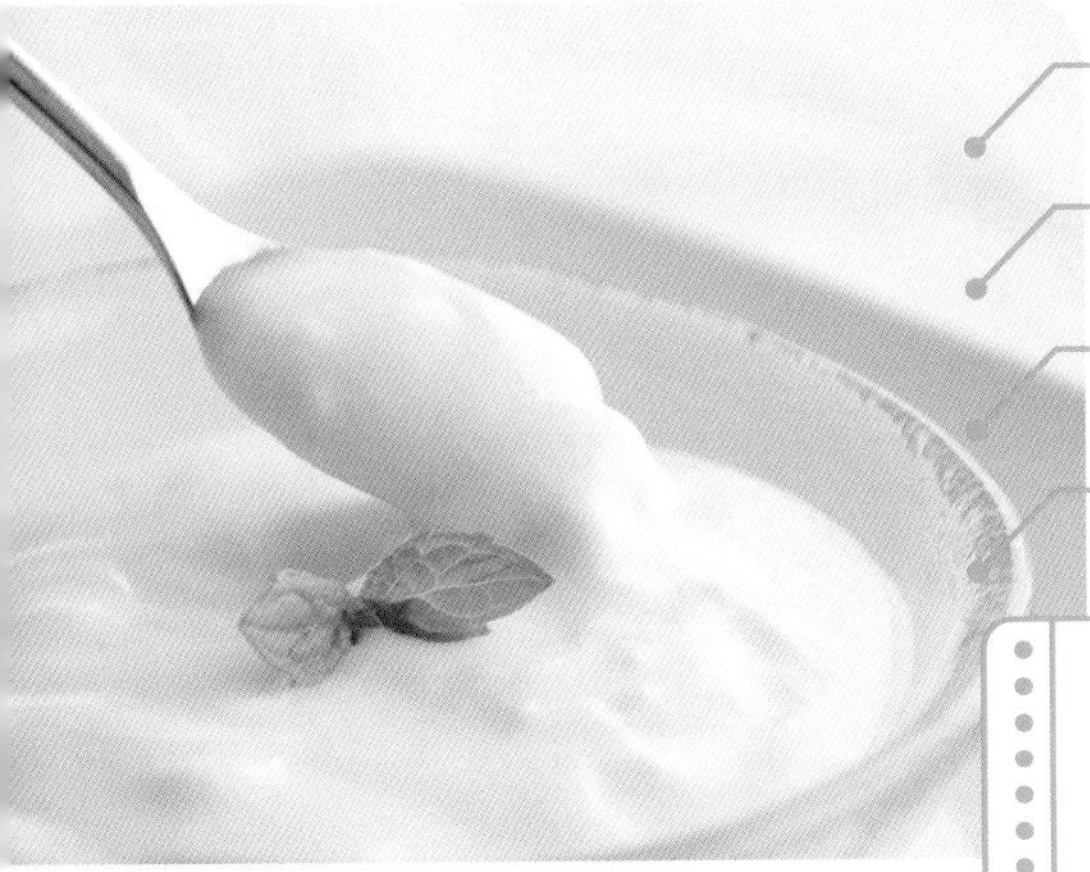

認知機能アップ

筋肉量アップ

腸を整える

排便をスムーズに

- ・乳酸菌
- ・ビフィズス菌（使われていない商品もあります）
- ・たんぱく質
- ・カルシウム
- ・カリウム

レシピのいらない食べ方

「ヨーグルトとツナのディップソース」で野菜をおいしく！

お好みの野菜（ここではきゅうりとにんじん）をスティック状に切っておきます。ボウルにヨーグルト、みそ、コショウを入れ、油をきったツナ缶を入れてまぜれば、ディップソースの完成。ヨーグルトとみその発酵食品の組み合わせで、腸内環境の改善により効果的です。パンにのせて食べてもおいしいけれど、糖質はとりすぎに注意。野菜と一緒に食べてお腹を満たすのが一番。ヨーグルトサラダもおすすめです。

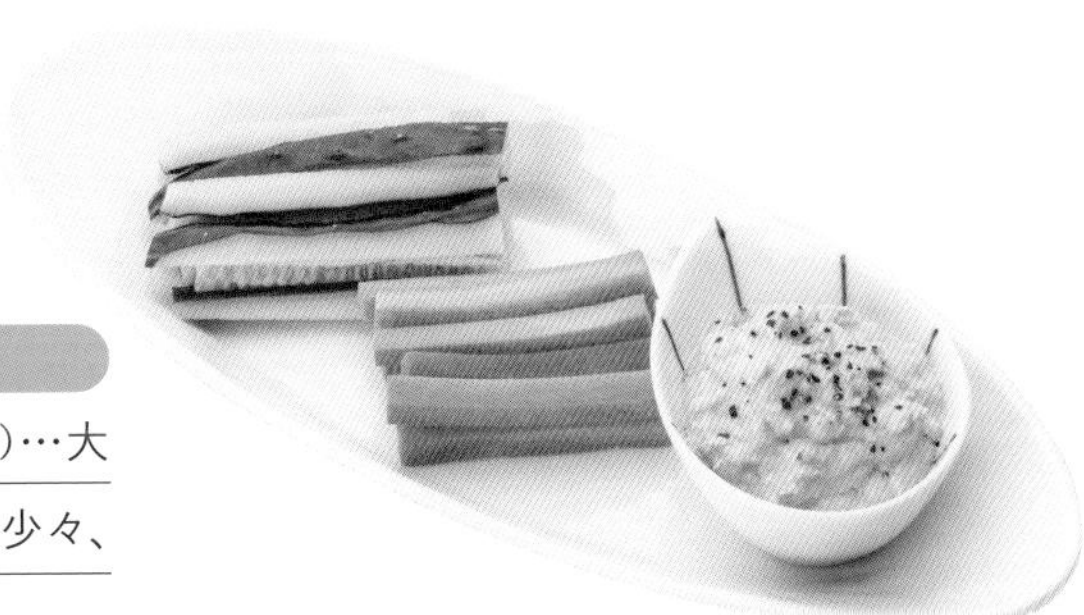

分量の目安（2人分）

ツナ缶…1缶、**ヨーグルト**（プレーン）…大さじ3、**みそ**…小さじ1、**コショウ**…少々、**お好みの野菜**

長生き食材 19

カレー粉

スパイスの力で脳のゴミをおそうじ！

ぼくは、週に2回はカレーを食べるほどのカレー好き。カレーの刺激が血圧を上げると思っている人もいるかもしれません。でも、じつは逆。**独特の香りや辛みで減塩効果になり、高血圧気味な人にこそおすすめ**なのです。

ターメリック（ウコン）、クミン、コリアンダー、カルダモン、唐辛子。カレー粉にふくまれる多くのスパイスには強い抗酸化作用があります。とくに、**ターメリックにふくまれるポリフェノールの一種のクルクミンには、アルツハイマー病の予防効果がある**とスウェーデンのリンショーピン大学からも発表されました。**認知症の原因となる脳内のたんぱく質・アミロイドβの蓄積をおさえる**といわれます。

ハンバーグや餃子、炒め物、ムニエル、スープ。いつもの料理にカレー粉をちょい足ししてみましょう。簡単に味を変えられるうえに、脳活料理にアレンジできます。暑い日にカレーを食べて汗をかくと、気化熱で体温が下がり、循環もよくなりますよ。

ここに効果的！

血管《けつ》

脳《のう》

スパイスの刺激で高血圧予防に！

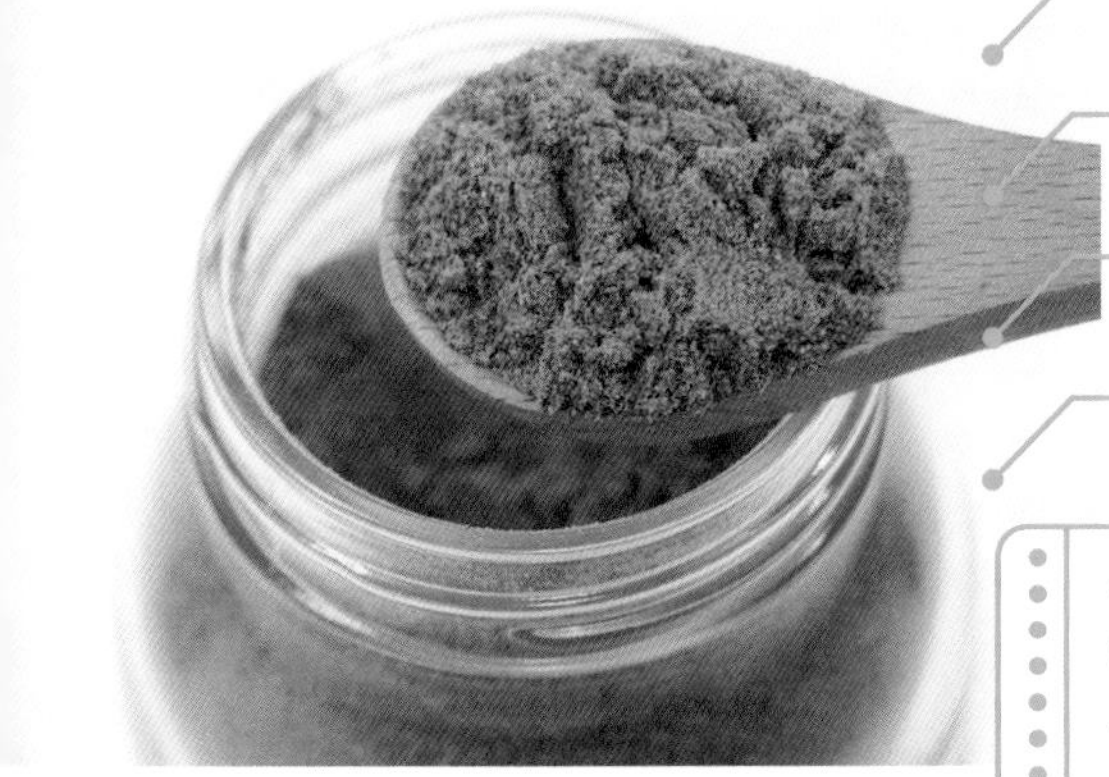
認知機能アップ
高血圧を予防
免疫力アップ
疲労回復

- ・クルクミン（ポリフェノール）
- ・カルシウム
- ・鉄分
- ・β-カロテン
- ・食物繊維

レシピのいらない食べ方

具材たっぷり「脳活カレーコンソメスープ」

なべにオリーブオイルを熱し、角切りにした玉ねぎを炒める。火が通ったら豆苗を加えてサッと炒め、ミックスビーンズ、コンソメ、カレー粉、水を加えて煮立てる。カットしたミニトマトを加え、塩・コショウをしてさらに1～2分ほど煮たら、完成。ターメリックをはじめとするスパイスの抗酸化作用が期待できるうえに、具材たっぷり。食欲がない日のおかずスープにもぴったりです。

分量の目安（2人分）

玉ねぎ…10g、**豆苗**…40g、**ミックスビーンズ**…80g、**コンソメ**…3g（小さじ1弱）、**ミニトマト**…4個、**カレー粉**…1g（小さじ1/2）、**塩・コショウ**…各少々、**水**…400ml、**オリーブオイル**…適量

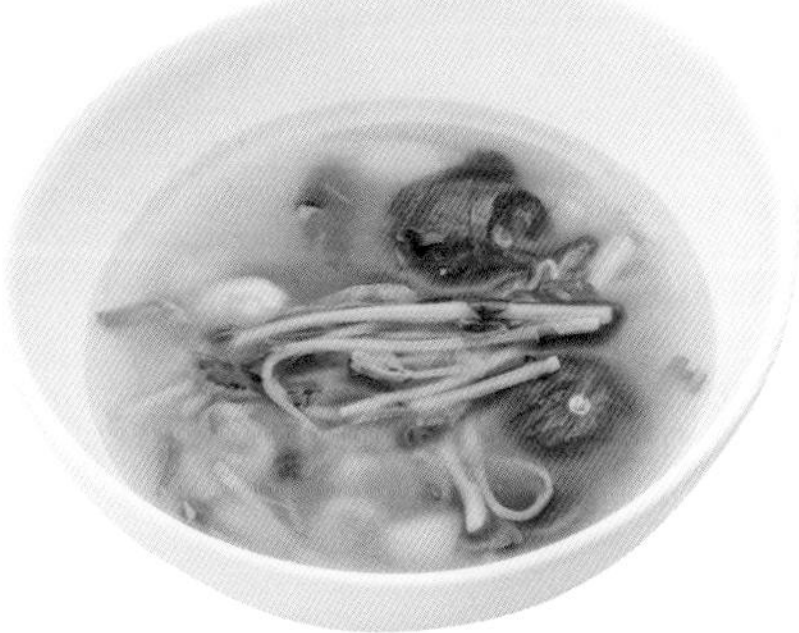

長生き食材 20

油

脳の認知機能を上げる「善玉油」と「悪い油」

ここに効果的！

けつ

血管

のう

脳

脂質は、1gあたり9キロカロリーと効率のよいエネルギー源です。油に溶ける脂溶性ビタミンの吸収を助けたり、体温を保ったり、内臓の保護にかかわったりと、生きるために欠かせません。

オリーブオイルに多いオメガ9脂肪酸のオレイン酸は、**脳の背側《はいそく》視覚《しかく》経路《けいろ》という部分に働きかけて知能を高めてくれる**ことがイリノイ大学の研究で明らかになっています。

また、えごま油やアマニ油にふくまれるオメガ3脂肪酸のα－リノレン酸は、**体内に入るとDHAやEPAに変わり、脳の神経細胞を活性化させてくれる**ため、魚を食べられないときにもおすすめです。

ご注意いただきたいのが揚げ油。油を高温で熱するとトランス脂肪酸に変化して、悪玉コレステロールを増やします。揚げ物は週に1回、**油を使用した料理は1日に2品程度まで**。揚げ油はできるだけ1回で使い切るのがベストですが、**使いまわすなら、大体2～4回くらい**にとどめましょう。

料理にかけるだけで脳を活性化！

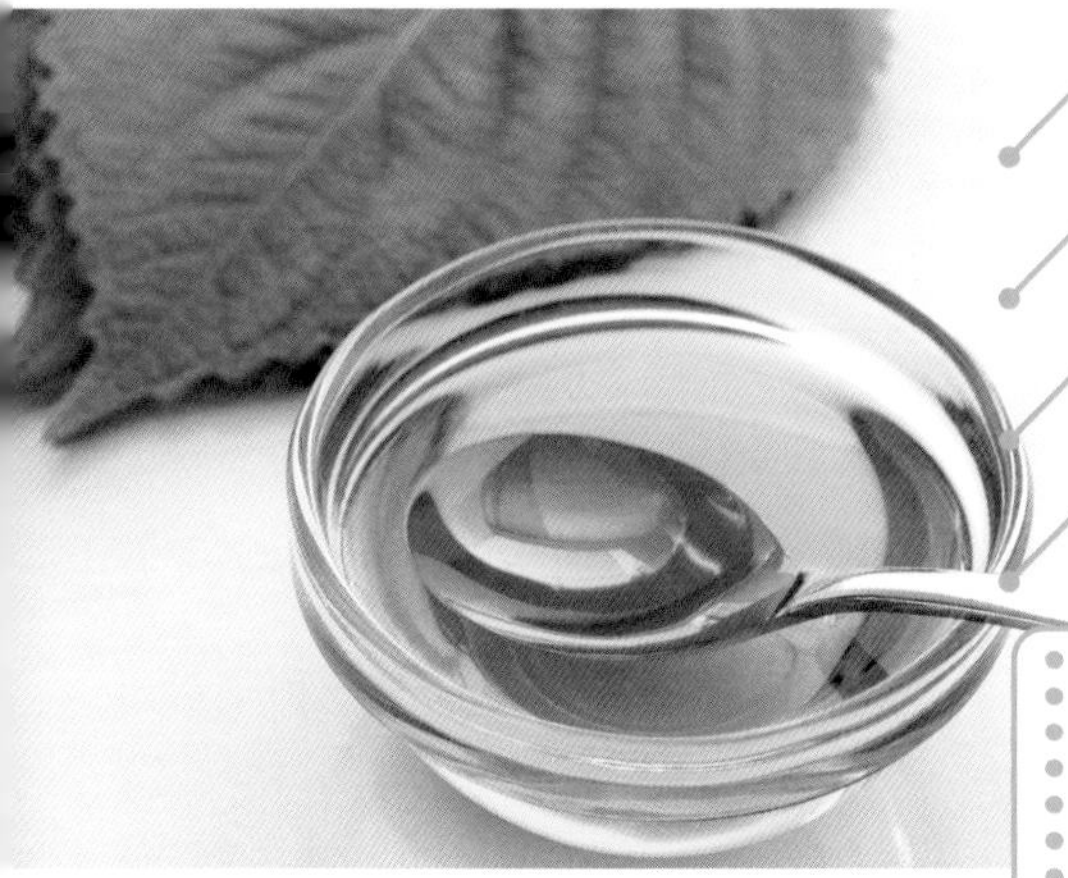

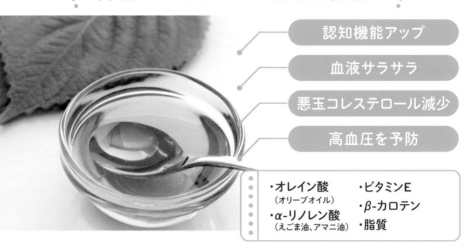

- 認知機能アップ
- 血液サラサラ
- 悪玉コレステロール減少
- 高血圧を予防

・オレイン酸
（オリーブオイル）
・α-リノレン酸
（えごま油、アマニ油）
・ビタミンE
・β-カロテン
・脂質

レシピのいらない食べ方

サッとひとかけで脳活料理に変身！

えごま油やアマニ油は熱に弱いため、必ず加熱せずに使います。料理に小さじ1杯、サッとひとかけ。ぼくは、ほうれん草のおひたし、納豆、豆腐、サラダなどによくかけるし、野菜ジュースやヨーグルトにも入れます。オリーブオイルをそのまま食べるなら「エキストラバージンオリーブオイル」がおすすめ。白身魚の刺身にかけて、カルパッチョ風にすると見た目も豪華ですよ。一方で、ラード、牛脂、バターなど、常温でも固形の動物性の脂は体内で固まりやすく、血液ドロドロの原因に。長生きのためには、できるだけひかえたほうがよさそうです。

そのひとかけが
元気に長生きの秘密！

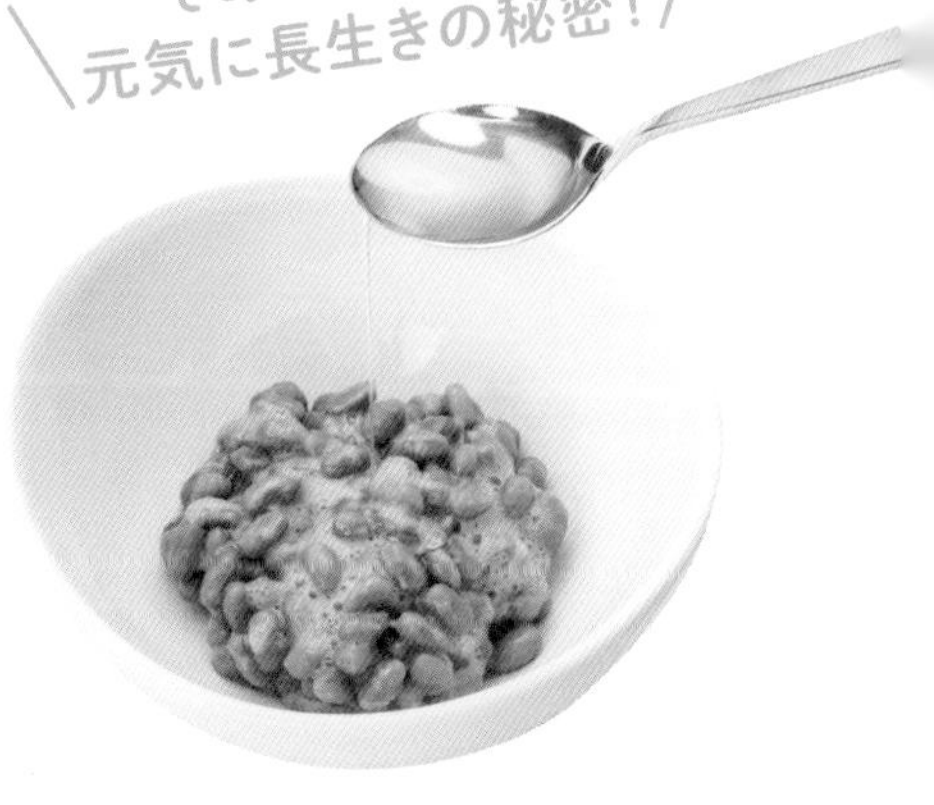

長生き食材 21

寒天

高血糖や中性脂肪も軽減する「食物繊維の王様」

ぼくが住む長野県の諏訪地方では、200年ほど前から寒天産業がさかえています。この地に来た約50年前、寒天産業は斜陽でしたが、ぼくはこの寒天が健康づくりの飛び道具になると思いました。寒天はとにかく食物繊維が豊富。**全体の約8割が食物繊維**という食材は、あまり見当たりません。

ミネラルたっぷりで腹もちもよく、**血糖値の上昇をゆるやかにして、腸の余分な中性脂肪や悪玉コレステロール、過剰な塩分を早く排出する働きもあります。**結果として、血管を若返らせ、認知症リスクを下げてくれます。

糸寒天はおみそ汁や煮物などに放りこむだけで手軽だし、粉寒天も便利。

とくにぼくがおすすめしたいのが**トマト寒天**です。粉寒天とトマトジュースを使ったレシピで、考案者は長野県の主婦の方。トマトのリコピンの抗酸化力で、血管を若々しく保つ効果が期待できます。なによりおいしい！

ぼくはトマト寒天で、**3カ月で8kgのダイエットに成功**しました。

ここに効果的！

けつ 血管

のう 脳

ちょう 腸

全体の約8割が食物繊維！

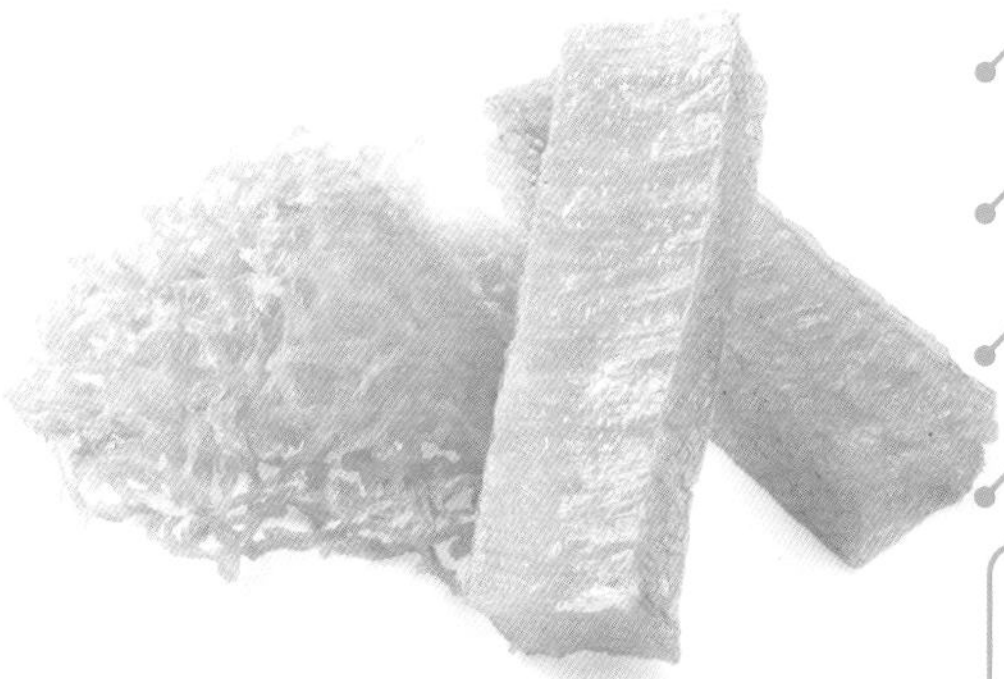
腸を整える
血糖値をおさえる
中性脂肪をおさえる
悪玉コレステロール減少

- 食物繊維
- カルシウム
- カリウム
- マグネシウム
- 鉄分

レシピのいらない食べ方

大ブームになった「トマト寒天」

トマトジュースとりんごジュース、砂糖、粉寒天をまぜて火にかけます。2分ほど沸騰させたらあら熱をとり、容器に入れて冷やし固めるだけ。このレシピを新聞で紹介したときは大ブームとなり、一時期店頭から寒天が姿を消してしまいました。ジュースを牛乳と水に置きかえて牛乳寒天にすれば、たんぱく質豊富で骨も強くなります。子どもはみんな大好きなので、お子さんやお孫さんのおやつにもぴったり。

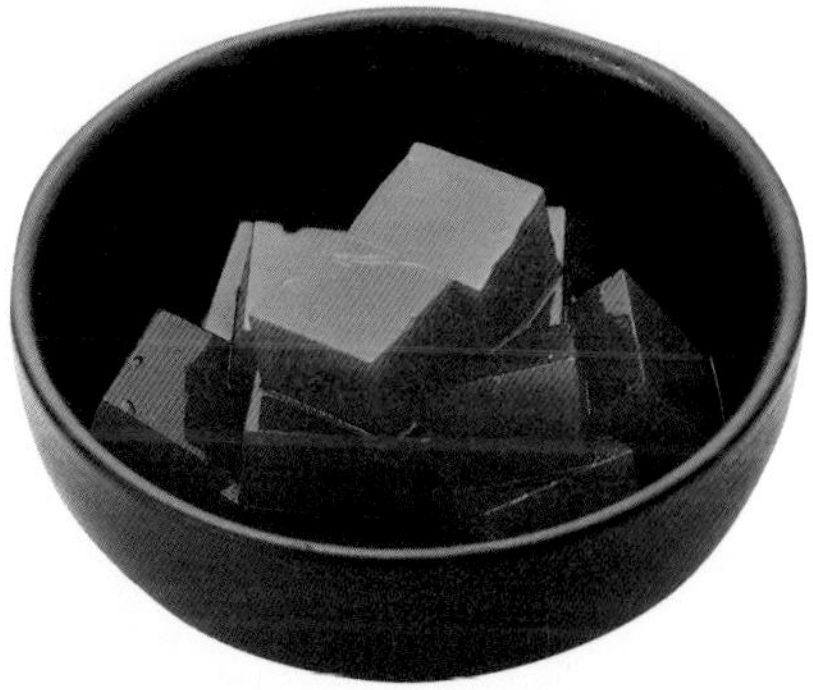

分量の目安

トマトジュース…240ml、**りんごジュース**…360ml、**粉寒天**…3g（小さじ1.5）、**砂糖**…25g（大さじ3弱）

長生き食材 22

海藻

骨も血管も腸も健やか 海藻パワーで体イキイキ

ここに効果的！

こつ 骨

けつ 血管

ちょう 腸

ここまで野菜の大切さを話してきたけれど、海藻はまさに海の野菜です。**カルシウムも多いし食物繊維も豊富。緑黄色野菜に多いイメージのビタミンAも、わかめやめかぶなど海藻にはたっぷり**含まれています。

さらに、あのヌルヌルが体にとてもいい。ヌメリ成分には抗がん作用が期待されるフコイダンと、コレステロール値を下げるアルギン酸カリウムがふくまれています。これは、**血流改善にも役立つ重要な栄養素**なんです。

また海藻は、腸活という意味でも習慣的に食べたい食材。アルギン酸カリウムは水溶性食物繊維で、これが腸にたまった宿便をやわらかくし、余分なナトリウムやコレステロールを吸着し、外に排出する働きもあるんです。

ぼくは、**朝のみそ汁にはわかめを入れる**ことが多いし、**夜はもずくを食べる**ようにしています。乾燥カットわかめやパックなど、手軽に使える海藻も多いので、ぜひ家に常備してパラッとかけて、料理に取り入れたいですね。

「海の野菜」は骨活、腸活にもってこい

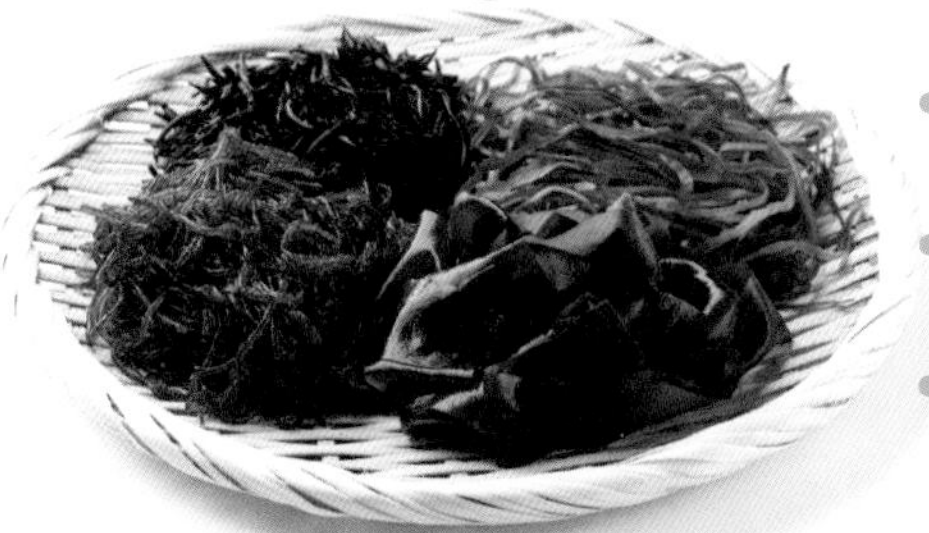

骨の強化

血液サラサラ

抗がん作用

腸を整える

・ビタミンA　・アルギン酸カリウム
・カルシウム　・食物繊維
・フコイダン　・マグネシウム

レシピのいらない食べ方

1秒で作れる「豆腐のめかぶのせ」

食卓が少しさみしいとき、豆腐の上に、パックで売っているめかぶをかけるだけで骨、血管、腸にやさしいプラスの一品料理が完成。めかぶにはビタミンKやマグネシウムもふくまれているので、カルシウムやたんぱく質がふくまれる豆腐と一緒にとることで、骨を丈夫にする効果がさらにアップします。低カロリーのうえに健康な体づくりに直結する、ずぼらヘルシーメニューです。

分量の目安

豆腐…適量、**めかぶ**…適量

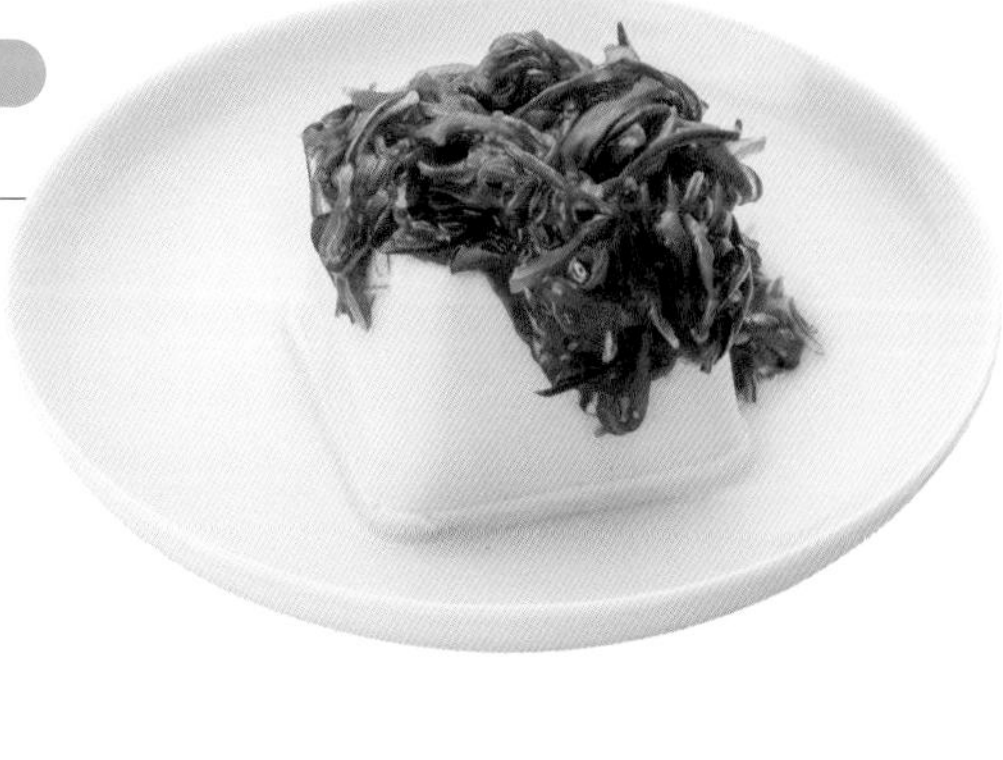

コラム
2

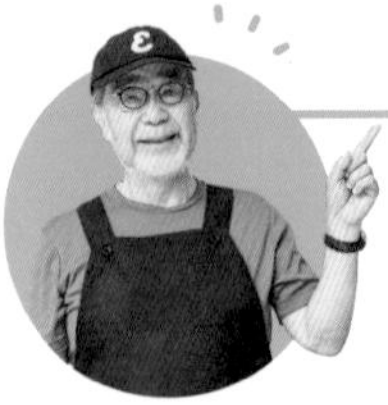

読書する人ほど心も体も健康な理由

想像力、集中力、記憶力など、読書で脳をフル活用！

食事や運動で健康を維持することも大切だけど、長寿を目指せる環境づくりも重要だと感じています。

そこでぼくは、佐賀市内に小さな図書館をつくりました。

というのも、読書は心を健やかにしてくれるからです。そもそも読書は、知的好奇心を満たしてくれるもの。気持ちをリフレッシュさせるし、心を豊かにします。これに加えて近年では、心だけでなく、体の健康にも好影響をおよぼすと考えられています。

NHKの番組が人工知能を使って分析していたのだけど、健康寿命が長い山梨県は、人口10万人に対する図書館の数が全国1位。全国平均の2.61館に対し、6.59館と3倍近くもあったんです。またアメリカのイェール大学は、**本を読む人は、読まない人より2年近く寿命が長い**というデータを発表しています。本を読むという行為そのものが長寿につながっているとしたら、じつに興味深いですね。

本を読むことは想像力や読解力を働かせます。集中力や記憶力なども大いに働かせます。もちろん認知症予防にもなります。好きな本を探すために図書館に通うことは運動になるし、人との交流が生まれることもあります。シニアにこそおすすめの健康法なんです。

読書とは、心と体の健康を底上げしてくれるもの。

1日30分でかまいません。興味があるジャンルの本をまずは手に取ってみましょう。絵本でもいいですよ。

食事術に加えて、ぜひ読書も習慣にしてみてください。

まちなかライブラリー 鎌田文庫の取り組み

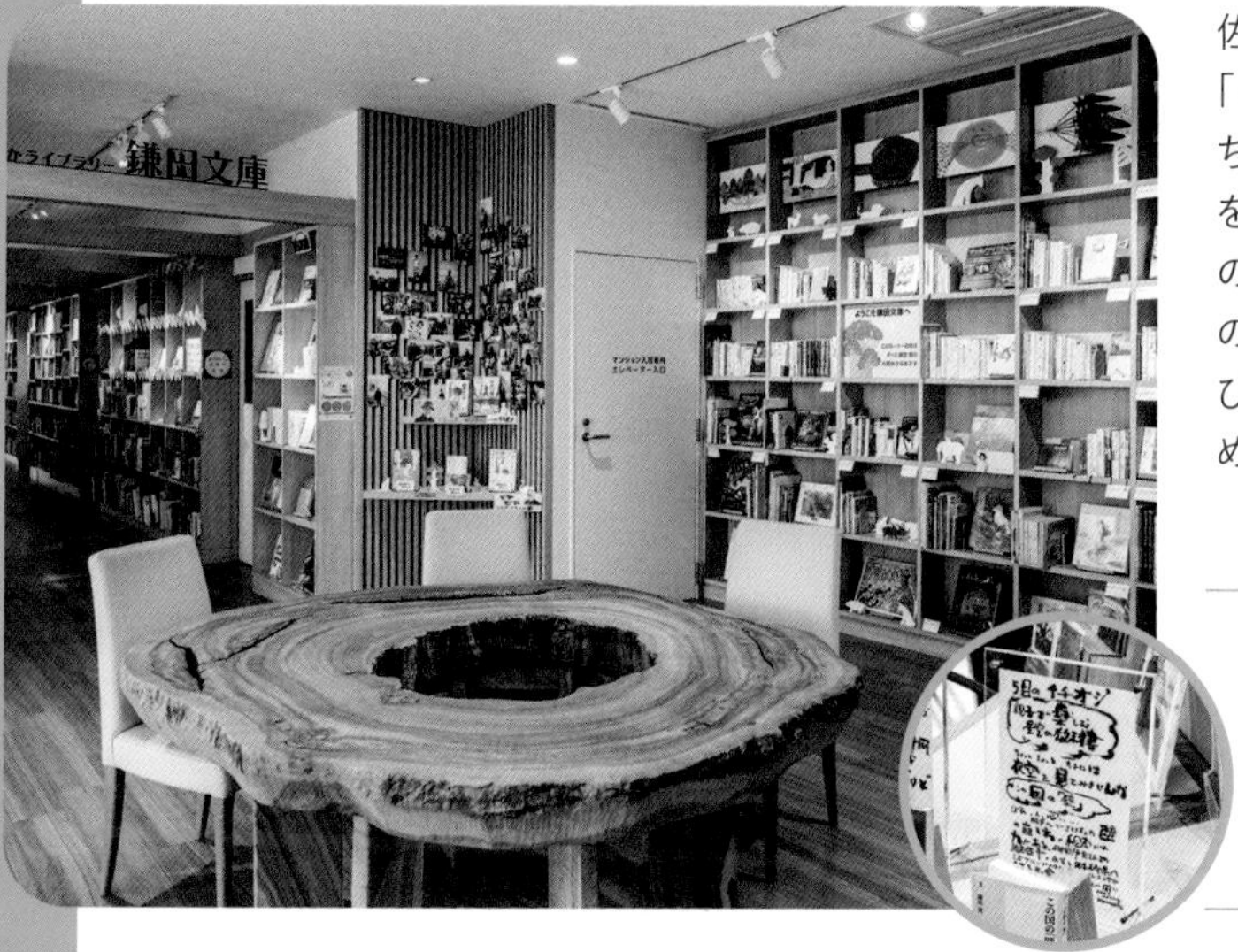

佐賀市内にある複合施設「みずがいえ」の中に、まちなか図書館「鎌田文庫」を創設。鎌田先生の「今月のおすすめ3冊」や、直筆のメッセージなどは、本選びの参考に。子どものための絵本も充実している。

まちなかライブラリー
鎌田文庫
住所：佐賀県佐賀市水ヶ江1-2-22 「みずがいえ」内
電話番号：0952-20-0181

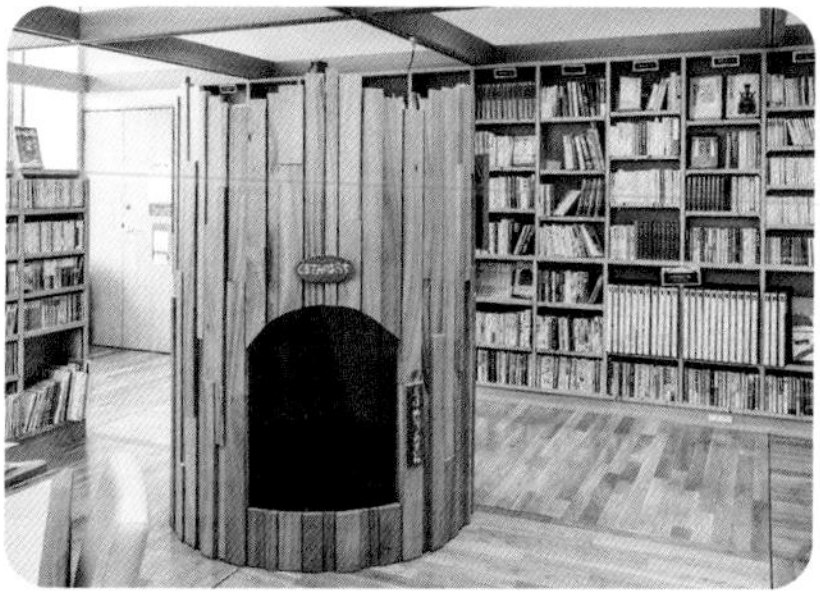

▲ 以前の建物に植えられていたくすのきを活用した木の家。小さい子どもがよく入る。

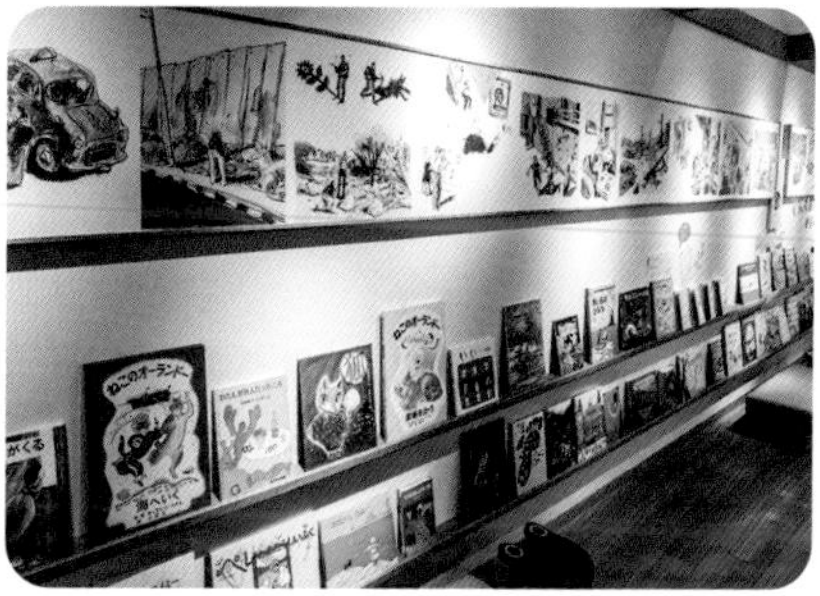

▲ トンネルのような通路には、絵本がずらり。子どもがわくわくするしかけが満載。

ぼくのオススメの2冊

『魯山人味道』（中公文庫）、『食卓の情景』（新潮文庫）

食にまつわる本を2冊紹介します。1冊目は、『魯山人味道』（中公文庫）。多芸多才な魯山人が追い求めたのは美食。納豆の食べ方など、読むとよだれが出てきます。2冊目は、『鬼平犯科帳』などで有名な池波正太郎の『食卓の情景』（新潮文庫）。カレー、うなぎ、そば、カツレツ……。おいしいものを食べたもん勝ちという鎌田は、カバンに入れていつも一緒に旅をします。

第3章

基本の食事術からもう一歩踏みこむ！

100歳まで、ピンピンひらりと生きる9つのコツ

70歳、80歳、90歳の壁を元気に越え、**100歳までピンピン生きる。**

そして「ひらり」とさよならする。

これが第3章のテーマ。

医学の進歩はすばらしく、最近では**「オートファジー」「シンバイオティクス」**などの横文字を取り入れた健康法もよく耳にするようになりました。

こうした**比較的新しい考え方を取り入れることで、基本の食事術からワンランクアップ**させることができます。

また、「きん・こつ・けつ・のう・ちょう」とは違うけど、大切なことについても話します。

たとえば、**食事中の「むせ」**。

これを軽く考えていたら大変です。

誤嚥《ごえん》性肺炎で亡くなる方は1年で4万人を超え、死亡原因の第6位。* その引き金となるのが「むせ」だからです。

でも、ちょっとした食べ方の工夫や、食事の前の軽い体操で予防効果が期待できます。

あとは、**お酒のたしなみ方**も。

毎週ラジオ番組でご一緒しているぼくの相棒、よしのがり牟田さんは、「お酒をおいしく飲むために、先生の食事術を実践している」と言っていました。

そんな理由、大いに歓迎、大歓迎！

なにより大切なのが、「おいしいものを食べたもん勝ち」という考え方です。

全国のお酒を愛する方、お酒との「よい加減」な付き合い方についても、ぜひここで知っておいてください。

*厚生労働省「令和3年（2021）人口動態統計月報年計（概数）の概況」より

口ふくらませごっくん体操

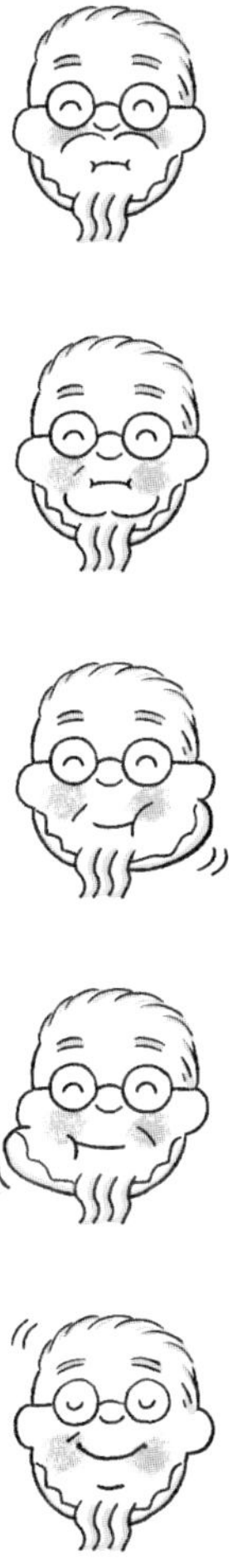

口の上をふくらませる

↓

口の下をふくらませる

↓

口の左をふくらませる

↓

口の右をふくらませる

↓

最後にごっくん！

口を閉じて、上、下、左、右に空気を入れて順番にふくらませます。すばやく10回やったら、口の中にあふれた唾液をごっくん。口の周りの筋肉を強化し、最後のごっくんで食べ物を飲み込む訓練をします。

1

どんなに食べても太らない鎌田式「オートファジー」ダイエット

ぼくは毎日、朝食を午前7時半頃にとります。自由業なので、夕食は午後5時半頃。それ以降は翌朝の朝食まで、いっさい食べ物を口にしません。

1日の中で「食べない時間」をつくること、体をほどほどの「軽い飢餓《きが》状態」にすることで、「オートファジー」という機能が働きはじめるからです。

人間の細胞には、いらなくなった物質をエネルギーとしてリサイクルする仕組みがそなわっていて、細胞が自らの一部を分解することから「オート＝自ら」「ファジー＝食べる」と呼ばれています。

このオートファジーが活発になることで、免疫力がアップしたり、老化を予防したり、アルツハイマー病の原因となるたんぱく質・アミロイドβを減らす働きもあるといわれています。

夕食はできるだけ午後7～9時くらいまでにすませて、翌朝まで10時間以上絶

食時間を確保すること。10時間ほど栄養がとだえると、ブドウ糖を使い切って脂肪燃焼がはじまるのです。

ミニ断食といって、16時間、空腹をつくることを提唱している人もいますが、がんばらない鎌田は「ずぼら断食」。10時間でも効果があると患者さんにすすめています。お酒を飲む人や、アイスクリームや果物など甘いものを食べる習慣のある人は、夕食直後に飲んだり食べたりしてしまうのが一番。**ぼくはこれで、80kgあった体重が、どんなに食べても72kgを維持できています。**外でおいしいものを食べるのも、ランチが多くなりました。ディナーより3割は安いですよ。

オートファジーを進めてくれる栄養素は、納豆のスペルミジン、赤ワインなどで有名なレスベラトロール、それにサケやキンメダイなどの赤い色素・アスタキサンチンなどがあります。どんなに食べても太らない食べ方があるのです。

2 毎年4万人以上が亡くなる誤嚥《ごえん》性肺炎を防ぐ「むせない」食べ方

「先生、食事中にむせてしまうんです」という相談をよく受けます。

これは、口の機能がおとろえ、食べ物が気道に入ってしまうことが原因です。**嚥下《えんげ》障害による「むせ」は、誤嚥性肺炎につながり、命にかかわる一大事。**

これを防ぐためには、まず、**「ながら食い」は禁止**です。食事に集中して、口に入れる食べ物の量を調整して、飲み込む動作をていねいにします。

「とろみ」もむせを防ぐには効果的。納豆、モロヘイヤ、オクラにしょうゆをたらしてごはんと一緒に食べるなど、**「ねっとり」がむせ防止のキーワード**です。

多めの水で炊いた「軟飯《なんめし》」はまとまりがあってむせにくいし、豆腐や野菜を合わせると、栄養バランスもばっちり。**「いも汁ごはん」**はぼくのおすすめです。

また、**酢のきついものや、香辛料などの刺激物をさけると胃酸がおさえられ、むせにくくなります。**ヨーグルトなどの乳酸菌も、食べ物を消化して腸に届ける「胃排出時間」を正常にして胃もたれを解消し、胃酸の逆流を防いでくれます。

それと、気をつけたいのが**「正しい姿勢」**。

腹圧を上げる猫背姿勢をやめて、胸式呼吸で胸をはると、むせづらくなります。

また食事の前には、103ページを参考に、口を上下左右にふくらませて最後にごっくんする「口ふくらませごっくん体操」をしましょう。これによって「口のおとろえ」が一時的に回復し、むせづらくなります。

むせを防ぐ「いも汁ごはん」の作り方

長いも100gをすり、だし汁50mlと合わせた溶き卵に少量ずつ、泡立て器でよくまぜます。これをごはんにかけてお好みで長ねぎをちらせば、鎌田おすすめ「いも汁ごはん」に。長いもと卵で、ごはんがちょうどよく「ねっとり」したひとまとまりの「食塊」になり、むせずに飲みこみやすくなります。長いもと卵も一緒に食べられて栄養満点。サッと作れるのもポイントです。

鎌田式いも汁ごはん

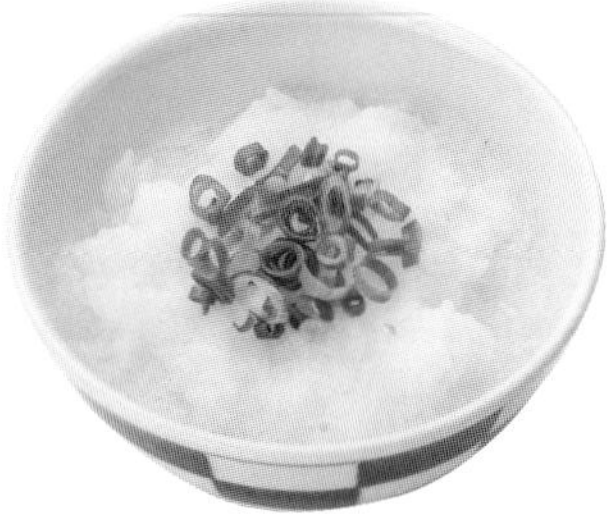

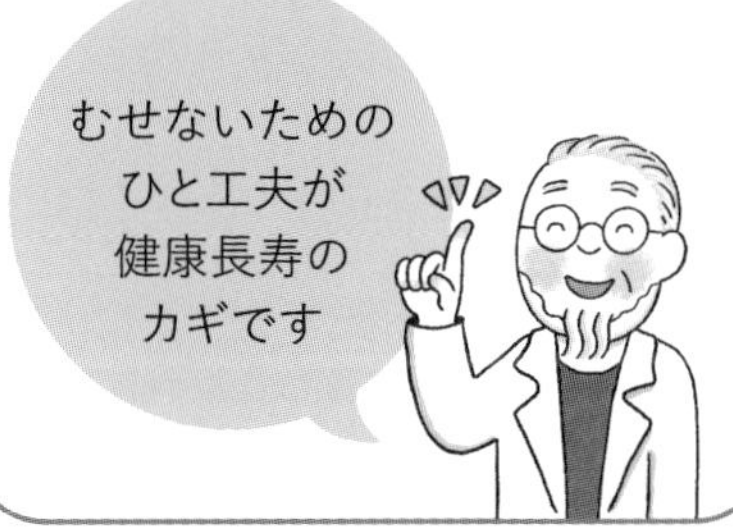
むせないためのひと工夫が健康長寿のカギです

3 しつこい疲れや食欲不振は脱水症状が原因？

食欲が減り、めまいや寝てもとれない疲れを感じやすい人は、脱水症状が原因かもしれません。夏はもちろん、冬の「かくれ脱水」にも注意が必要です。

ただ、**年齢を重ねてくると、そもそも脱水症状に気づかないこともあります。**

体に、こんなサインはないですか？

①手が冷たくなっている（誰かと握手してみると気づきやすいです）
②舌が乾いている
③皮膚をつまむと、つまんだ形から3秒以上戻らない
④親指の爪の先を押すと、赤みがなかなか消えない
⑤わきの下が乾いている

1つでも当てはまったら、しっかりと水分補給をしましょう。

ぼくのおすすめは、薄く入れた紅茶やハーブティーに、はちみつとたっぷりのレモン果汁を加えたホットレモンティー。**レモンや梅干し、酢やグレープフルーツなどのクエン酸は、筋肉の疲労を回復させる疲れ予防の特効薬**です。

脱水症状のときは、冷たいものをがぶ飲みではなく、夏でも常温か、温かい飲み物をこまめに飲むことが大切です。

また、夏は食欲が落ちて、そうめんなどで簡単にすませてしまうことも多いですよね。でも、それでは栄養がかたより、さらに夏バテが加速してしまいます。

鎌田式そうめんは、大皿で冷蔵庫にある野菜や納豆、豚肉の冷しゃぶなどをのせて、すりごまを山ほどかけてめんつゆで食べます。炭水化物、たんぱく質、食物繊維をバランスよくとることができます。さらに、しょうがやねぎ、大葉、みょうがなどの薬味や、唐辛子やカレーに使う香辛料を添えればばっちり。

薬味や香辛料は、食欲をアップさせてくれます。薬味をたっぷり使ったそうめんや豆腐、夏野菜を添えたスープカレーなんかもいいですね。

4

楽しみを大切に、きびしすぎず鎌田式・お酒との付き合い方

「酒は百薬の長なり。されど万病のもとなり」と言うとおり、お酒はほどほどに飲めば、気分を高揚させ、ストレス解消になります。

ぼくも56歳で病院の管理責任者をやめてからは、付き合い酒が減り、気がむいたときに少しだけ飲むという、よいお酒との距離感を保てています。

がまんではなく、満足できる妥協点を見つけるのが鎌田式。アレもコレもダメと禁止するのではなく、**「こうすればセーフ」**というポイントを見つけることで、1日の終わりが豊かになります。

お酒を健康的に楽しむには、おつまみが大切です。

たとえば、**タコや牡蠣《かき》、アサリやシジミなどにふくまれるタウリンには、肝臓の解毒する力を強めたり、疲労を回復したりする効果**が見こまれています。

余談ですが、お正月には酢ダコを食べますよね。タコは「多幸」と漢字をあてられるため「1年間しあわせでいられますように」との願いがこめられているのだとか。お酒を飲む機会が多いお正月は、酢ダコで肝臓をいたわりましょう。

〆《しめ》のラーメンならぬ、〆のアサリやシジミのみそ汁なんかも最高です。

糖尿病の方は、純アルコール20g程度が適量。日本酒なら1合、ビールなら500㎖、ワインなら180㎖程度ならばオッケーと、ぼくは患者さんに説明しています。ビールの苦み成分・イソα酸には、脳を萎縮させるアミロイドβというたんぱく質（通称・脳のゴミ）を取り除く免疫細胞を活発にし、**アルツハイマー病を予防する**という研究もあります。

また、ウイスキーではチェイサー、日本酒では和《やわ》らぎ水といって、お酒と交互に同じ量の水を飲むようにすると、アルコールによる脱水症状を予防できます。

楽しみを大切に、きびしすぎず。

佐賀県は『鍋島《なべしま》』『天山《てんざん》』、長野県の諏訪は『真澄《ますみ》』『本金《ほんきん》』など、講演で全国どこに行ってもおいしいお酒があるのは、日本の魅力。ぼくも自分にきびしくしすぎず、「よい加減」なお酒との付き合いを楽しんでいきたいです。

5

低栄養を防ぐ魔法の合言葉「あさはきたにぎやかだ」

油　魚　発酵食品　きのこ　卵　肉　牛乳　野菜　海藻　大豆

元気に長生きの最大の敵のひとつが、低栄養の問題。平成28年度の厚生労働省の調査では、65歳以上の男性約13%、女性22%に低栄養傾向が見られたそうです。

とくに最近は、ひとり暮らしをされている高齢者の方も増えています。

ただでさえ年齢とともに食欲が落ちていくうえに、ひとりになると、あるもので簡単にすませたり、一度にたくさん作って毎日同じものを食べたり、好きなも

のばかり食べたり、なんていう食生活になりがち。

昔から「まごわやさしい（豆、ごま、わかめ、野菜、魚、しいたけ）」という合言葉がありますが、これでは、**知らず知らずのうちに低栄養になり、フレイルに。**

最近では「さあにぎやかにいただく*」という言葉をよく聞きます。

「さ」は魚、「あ」は油、「に」は肉、「ぎ」は牛乳、「や」は野菜、「か」は海藻、「い」はいも、「た」は卵、「だ」は大豆食品、「く」は果物です。肉や牛乳や卵、油を入れたのは、95歳までピンピン元気で日帰り温泉に行くためには大賛成。

ただし鎌田式としては、糖質の高い「い」のいもや、「く」の果物は、あまりおすすめしません。そのかわりに、きのこと発酵食品を入れたいですね。

「い」と「く」を外して、きのこの「き」と発酵食品の「は」を加えるなら……、**「あさはきたにぎやかだ（朝は来た、にぎやかだ）」**という感じでしょうか。

ごはんやパンなどのほかに、この10品目から、毎日7品目を食べることを目標にしてください。それぞれの量は少なめでもオッケーです。

*東京都健康長寿医療センター研究所が開発した、「食品摂取多様性スコア」を構成する10の食品群の頭文字をとったもので、ロコモチャレンジ！推進協議会が考案した合言葉

6 腸のゴールデンタイムを活用！鎌田式「ヨーグルトダイエット」

ヨーグルトを食べると、乳酸菌やビフィズス菌の力によって腸が整います。排便もスムーズになり、やせ体質になり、肌や髪がよみがえるし、もちろんメタボ対策にも力を発揮してくれます。鎌田はそんなヨーグルトのパワーに注目して、**「ヨーグルトダイエット」**を取り入れています。

方法はとても簡単で、**夕食後にヨーグルトを食べるだけ。**

腸が一番活発になるゴールデンタイムは、朝起きてから15〜19時間後です。朝7時起床なら、腸のゴールデンタイムは22時〜深夜2時。

夕食後にヨーグルトを食べれば、このゴールデンタイムにしっかり善玉菌が働いて、腸を整えてくれます。空腹時は胃酸が強いため、食後がおすすめです。

食べた乳酸菌は体内に長くとどまることができないため、**たくさん食べるよりも、毎日続けることが大切。**1回あたり100〜200gを目安にしましょう。

できれば無糖のものがおすすめですが、飽きてしまいますよね。はちみつを少しかけたり、小さく切ったりんごをのせたり、ごまをかけたり……、飽きのこない工夫をすることが続けるコツです。

また、乳酸菌には、人によって合う・合わないがあります。**合わない乳酸菌をとり続けると、逆に肌あれや便秘の原因になってしまう**ことも。しばらく食べ続けてみて、どうもお腹や肌の調子がよくないと感じたら、違うメーカーのヨーグルトを試してみましょう。

7 善玉菌とそのエサを同時に腸に送る「シンバイオティクス」の考え方

乳酸菌やビフィズス菌などの、腸内環境を整えてくれる生きた微生物（善玉菌）を**「プロバイオティクス」**といいます（90ページ参照）。

それらを食べることで腸内の善玉菌が増え、悪玉菌を減らしてくれます。

一方で、オリゴ糖や食物繊維など、腸の中で善玉菌のエサとなり、善玉菌を育てくれる栄養素を「プレバイオティクス」といいます。

そして、最近になって注目されはじめているのが、この2つを同時に体に取り入れる「シンバイオティクス」という考え方です。

善玉菌と同時にそのエサも腸に放りこむわけですから、非常に理にかなった考え方ですし、実際に医療の現場でも用いられています。

この「シンバイオティクス」をぜひ、ご家庭でも取り入れてみましょう。

たとえば、「乾物ヨーグルト」。

切り干し大根や干ししいたけなどは食物繊維が豊富だし、水で戻すと流れ出てしまうビタミンBなども、ヨーグルトで戻せば残さずとることができます。

81ページを参考に、乾物がまんべんなくまざる量のヨーグルトとまぜて、一晩冷蔵庫で寝かせて翌日の夕食にとれば、ヨーグルトダイエットにもなります。

乾物のかわりにドライフルーツもいいですね。ヨーグルトの水分でやわらかくなると栄養吸収率も上がるし、ドライフルーツにはオリゴ糖もふくまれます。

ほかにも、「納豆やまいもごはん」や、納豆、キムチ、オクラ、なめこなどをかけた「ぶっかけそば」なんかも「シンバイオティクス」です。

8

家に常備しておきたい たん活の飛び道具!

たん活の「飛び道具」としておすすめしたいのが、プロテイン強化食品。

「ギリシャヨーグルト パルテノ」や「オイコス」などの高プロテインヨーグルトには、100g前後のカップ1つで約10gのたんぱく質がふくまれています。

しかも、濃厚でおいしい! 最近ぼくが飲んでいる**「プレミル（PREMiL）」と**

腸を活性化させるシンバイオティクスの仕組み

プロバイオティクス

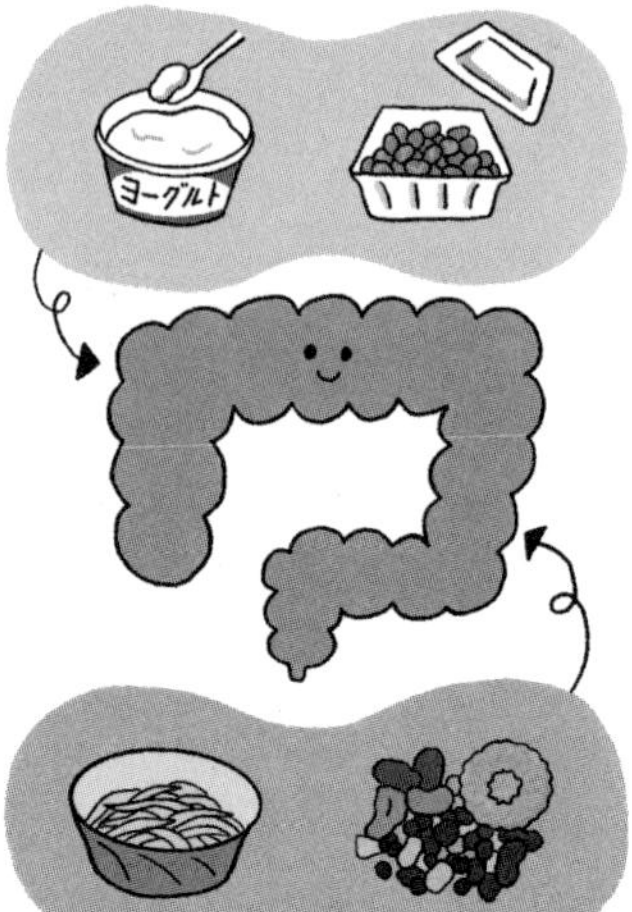

プレバイオティクス

腸内環境を改善する善玉菌「プロバイオティクス」（乳酸菌やビフィズス菌、納豆菌など）が入ったヨーグルトや納豆。善玉菌のエサとなる「プレバイオティクス」（オリゴ糖や食物繊維）が入った切り干し大根やドライフルーツ、豆類やバナナなど。これらを同時に食べる「シンバイオティクス」で、腸の活性化をさらにうながします。

いうミルクは、コップ1杯・200㎖で10gのたんぱく質がとれるうえに、カルシウムは牛乳の2倍（森永牛乳比）！

ほかにも、スーパーやコンビニにはいろんなプロテイン強化食品が並んでいます。インターネットを使えばさらにいろいろ出てくるし、家まで届けてくれます。ぼくはシニアこそ、こうした商品を活用すべきだと考えます。いつものヨーグルトや牛乳を置きかえて、楽に、ずぼらにたん活をしてみてはいかがでしょう。

そしてもうひとつ、ぼくが必ず紹介しているのが**「こまめにたんぱく」**。鎌田塾を一緒に運営している佐賀県の株式会社ミズ・溝上薬局の商品で、ぼくも開発にアイデアを提供しました。

そら豆、えんどう豆、発芽玄米を組み合わせた100％天然成分の和風だしで、**小さじ山もり1杯を3食に加えるだけで、たんぱく質を毎日、プラス約12g**とることができます。みそ汁や煮物に使ってもいいし、チャーハンや野菜炒めなどにふりかけるとうまみが増します。お湯に溶かして飲むだけでもオッケー。

それから、鎌田家では冷蔵庫に**ビン詰のオイルサーディン**を常備しています。あわただしく食事の支度をしてもう1品足りないとき、心の満足がとれないときに、「食べるラー油」をかけるとてもおいしい。**たんぱく質とオメガ3脂肪酸をたっぷりとれる鎌田家の秘密兵器。**缶詰はあけると日もちがしないので、ビン詰がおすすめ。ひとり暮らしでも、2週間くらいは小分けで食べられますよ。

家に常備しておくと安心 気軽にたんぱく質摂取!

高プロテインヨーグルトや牛乳、料理に加えるだけでたんぱく質を増やせる「こまめにたんぱく」などの飛び道具は、たん活の応援団。毎日食べてもいいです。

おすすめのヨーグルト・牛乳

ダノン「オイコス」

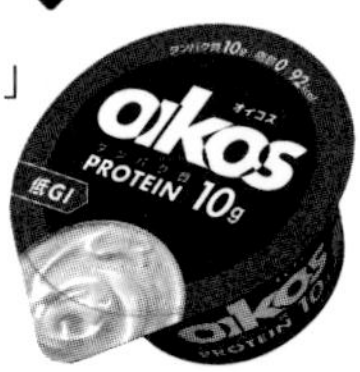

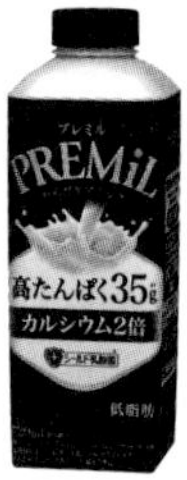

森永乳業「プレミル(PREMiL)」

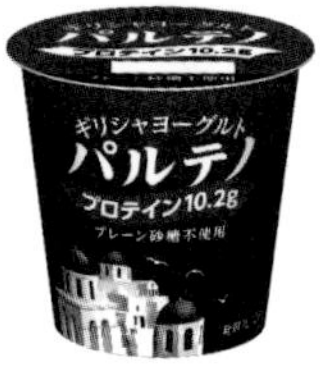

森永乳業「パルテノ」

たんぱく質含有加工食品

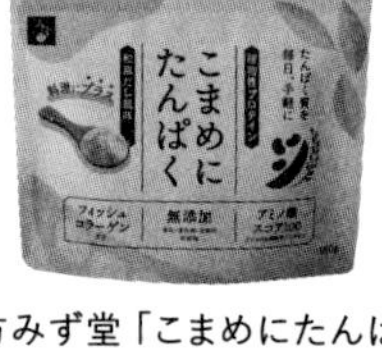

漢方みず堂「こまめにたんぱく」
(漢方みず堂 TEL 0120-57-1788)

9 料理で脳の「ワーキングメモリ」をきたえ体も心も健やかに!

最後にぼくがおすすめしたいのは、ずばり「料理をすること」。なんらかの作業を行うときは、必要な手順を脳に一時的に記憶しておきます。これをワーキングメモリといって、料理をすると活性化されるのです。

たとえば料理では、食材を選ぶ、切る、焼く、煮る、味つけするなどの動作を段取りよく行わなければいけません。この作業が、非常に脳にいい。

ワーキングメモリには脳の前頭前野という部分が関係していて、ここが活性化すると、判断力が高まったり、ひらめきが生まれやすくなったりします。

また、前頭前野は感情にも関係しているため、機能が低下すると、感情が不安定になったり、鬱《うつ》っぽくなったりします。

鎌田塾で料理をしているとき、塾生のみなさんがはつらつとしているのは、前頭前野が活性化し、ワーキングメモリが働いているからかもしれません。

この本で紹介した数々の長生き料理を作れば、脳に刺激が入ることで、体だけでなく気持ちも元気に。

100歳まで「ピンピンひらり」で健康に生きるためにも、ぜひ長生き食事術、長生き料理を実践してください！

コラム

3

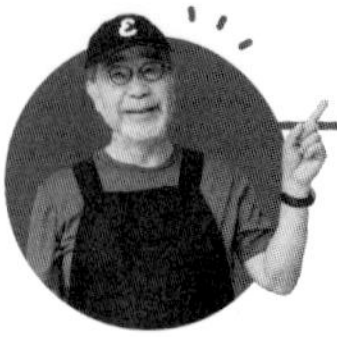

毎日の記録が健康をつくる

夢をかなえる「ふり返り」術

鎌田塾には「3つの約束」があります。この本で紹介した野菜やたんぱく質を食べることに加え、毎日歩くことや、食前のスクワットなどの軽い運動も、ぼくとみんなとの約束です。

そこで、**毎日続けるためにおすすめなのが「ふり返り」**。鎌田塾では日々の行動を記録する「ふり返り表」を配っています。シートに毎日1行、書くだけという簡単なものです。

じつは行動をふり返ることが、健康維持に役立つという調査結果もあるんです。西九州大学・大田尾浩教授ゼミの報告ですが、高齢者134名を対象に半年間のデータを集めたところ、**記録をつけたグループは、つけなかったグループより骨格筋量が増加し、転倒リスクの低下が確認できた**というんですね。

記録すればその日の反省点を見つけられるし、改善すべきポイントもわかってくる。たとえば3000歩しか歩いてなかったら、明日はもう1000歩多く歩こうという目標が立てられますよね。

ふり返りは、次の行動につなげる夢の健康維持術。122ページに表を用意したので、コピーして活用してください。

鎌田塾の3つの約束

1. 1日に野菜350gを食べる
2. 1日4000～8000歩（足りない方はあと1000歩、あと10分）
3. 毎食たんぱく質1品+毎食前の運動
（運動は左ページのどれか1つでオッケー）

毎食前にどれか1つでピンピン元気に!

鎌田式“長生き”運動

① 鎌田式ワイドスクワット

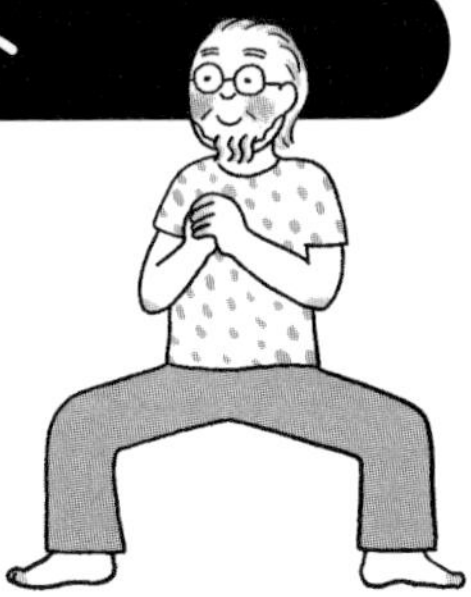

❶ 背筋を伸ばして足を肩幅より大きく、逆ハの字に開く

❷ 手を胸の前で組み、太ももを外に開き腰を落とす

❸ 太ももが床と平行になるようお尻を下げる

❹ ゆっくりと元の位置に戻る。これを10回

**>> 太ももの筋肉と腹筋、股関節を強化し
転びにくい体に!**

② フロントランジ

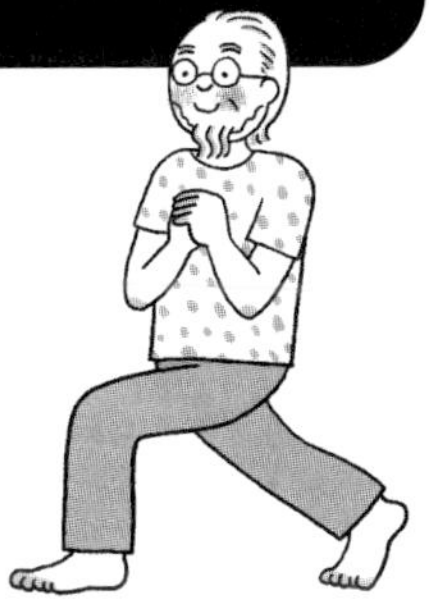

❶ 両足を肩幅に開き、背筋を伸ばし、胸の前で両手を組む

❷ 左足を前に踏み出す。このとき右足のかかとは上がっている

❸ 両ひざが直角になるよう体をゆっくり沈みこませる

❹ 左足を❶の位置に戻す。これを左右の足で計10回

**>> 太ももと体幹の筋肉をきたえ
元気な体をつくる!**

③ 楽々かかと落とし

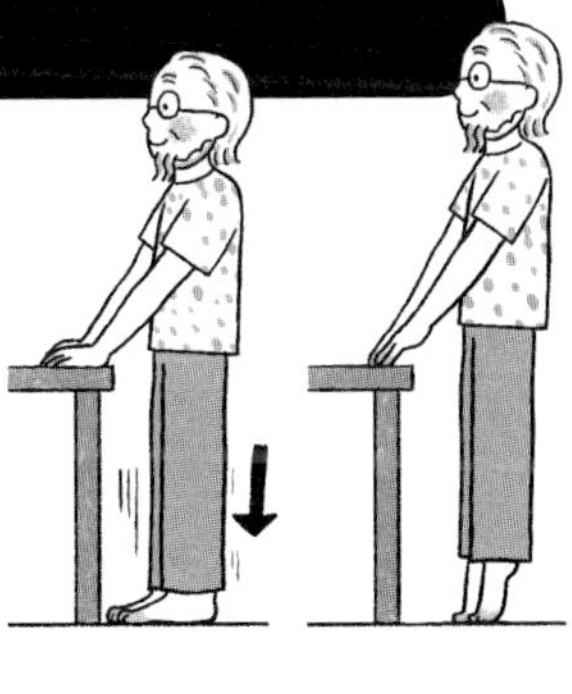

❶ 足を腰幅に開く。テーブルなどに手を添える

❷ かかとを少し上げ、つま先立ちになる

❸ さらにかかとを上げ、背筋を伸ばす

❹ かかとに重心をかけてストンと床に落とす。これを10回
※かかとの刺激が強すぎるなら、ひざを少し曲げて

**>> 骨をつくる骨芽細胞を刺激し
骨粗しょう症を防ぐ!**

※どの運動も無理をせず、安全をしっかり確保して行ってください

ちゃんとできたら◎。まあまあできたら○。あまりできていないと感じたら△をつけましょう。明日の自分になにが必要なのかを考えさせてくれるきっかけになります。むずかしく考えることはありません。まずは毎日続けることを目指してください。

	野菜 350g	たんぱく質					運動各10回			歩数
		卵	乳製品	肉	魚介類	大豆類	朝	昼	夕	
16日										
17日										
18日										
19日										
20日										
21日										
22日										
23日										
24日										
25日										
26日										
27日										
28日										
29日										
30日										
31日										

月

体重　　kg

身長　　cm

	野菜 350g	たんぱく質 卵	乳製品	肉	魚介類	大豆類	運動各10回 朝	昼	夕	歩数
記入例	◎	○	◎	○	◎	△	◎	◎	△	6000
1日										
2日										
3日										
4日										
5日										
6日										
7日										
8日										
9日										
10日										
11日										
12日										
13日										
14日										
15日										

※コピーしてご使用ください。

特別寄稿

薬の売れない町、健康長寿を楽しむ人が集う町を、鎌田實先生と共に

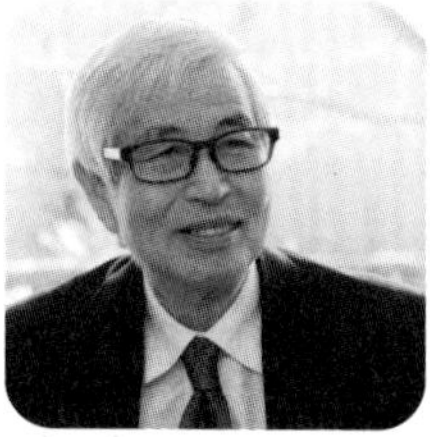

株式会社
ミズホールディングス
会長 **溝上泰弘**

昭和19年、佐賀県生まれ。東京薬科大学卒業。平成4年株式会社ミズを創設。「新老人の会」佐賀支部世話人代表なども務める。

佐賀県で「鎌田實の『がんばらない健康長寿実践塾』」を始めたのが2018年です。私の本業は薬屋ですが、実は佐賀を「薬の売れない町」にしたい、日本一の健康長寿県にしたいという強い思いで準備しました。鎌田先生は皆さんご存じのとおり、日本一短命県といわれていた長野を日本一健康長寿の県に押し上げた功労者のお一人です。センテナリアンの先達、日野原重明先生と共に佐賀県にもたびたび講演に来ていただいていたご縁で、塾長をお願いしました。

開塾の講演会のタイトルは「人生百年時代を生き抜く」です。「貯金より貯筋」「野菜を1日350gとるコツ」など、鎌田先生の講演は会場に集まった老若男女（やや年齢高め）を何度も笑いの渦に巻き込む楽しさ。なかでも「誰かのために健康になる」という話が印象的です。「ここは一つ佐賀を健康長寿県にするた

めに禁煙してやろう」という「義侠心」が必要だとか、「かかと落とし」や「スクワット」をしている祖父母を見て孫や子が健康に注意を払うようになる等々。

高齢者ほどタンパク質をという話では、「カマタの味つけ卵」が紹介されました。ゆで卵を調味液に漬けるだけの簡単料理。普段は「男子厨房に入らず」の古い九州男児の私も、これなら作れる。それに美味しいと思ったものです。めんつゆとウーロン茶は色が似ています。減塩なのに、「色でだまされて満足感あり」というのが、先生のアイデアでした。多くの塾生がこの5年間作り続けているヒット料理です。今では1100人と大所帯になった鎌田塾（略称）。運動機能測定のデータを蓄積して、塾活動の効果を継続して見ています。昨年、国民健康保険中央会が発表した2020年健康寿命ランキングで、佐賀の女性が85・2歳と全国トップとなったのが最近の嬉しいニュース。薬の売れない町に近づいた？

鎌田から一言

溝上会長は、最近できたSAGAアリーナの社長に就任しました。バスケット・バレーボールなどのプロスポーツや、ユーミン・B'zの音楽コンサートを開催するなど、地域のスポーツ・文化の発展と町の活性化に貢献しています。私も、鎌田塾の塾生の一人として、どうしたらフレイルにならないか、きびしくたん活の指導をしています。もうすぐ80歳ですが、心も体も元気です。

「今までにない食と健康の本」を書こうと思ったとき、ふと頭に浮かんだのが「きん・こつ・けつ・のう・ちょう」という呪文のような言葉でした。

筋肉・骨・血管・脳・腸。

健康の要となるこの5つがすべて元気になる本。

ただし、がんばらないこと。

がまんはせず、おいしいものを食べる。でもちょっと工夫する、それが鎌田式。

だからこの本では、わくわくするような新しい提案をたくさんしています。

脳に直接効くブレインフードや、〝貯筋〟のために朝からたんぱく質をとる「朝たん」のすすめ、食べる順番を変えるだけの「たんぱくファースト」。

具だくさんみそ汁を進化させた「ごちそうみそ汁」は、ベーコンや卵も入れて栄養満点。これ1杯で立派なおかずにもなり、フレイルや加齢性筋肉減少症の予防にぴったりです。

60歳を過ぎたら、ダイエットに励むより、お肉や野菜の上にマヨネーズを使った簡単シシリアンライスで栄養をしっかりとって〝筋活〟をするほうがずっと健康的だし、鎌田おすすめの高野豆腐で簡単にできるおやつや、ウーロン茶で漬けた煮卵は〝たん活〟の飛び道具になります（しかも、ちゃんとおいしい！）。

みそ汁に牛乳を入れたり、朝の1杯で筋肉を増やし、夜の1杯で良質な睡眠をとる「朝乳・夜乳」の提案は、コロンブスの卵的なひと工夫。

この本で、筋肉も骨も、血管も脳も腸も全部が元気になれば、毎月日帰り温泉に行ったり、食堂でかつ丼を食べたりできる95歳がたくさん生まれるでしょう。

本書の制作に多大なるご協力をいただいた佐賀大学医学部附属病院 肝疾患センター特任助教の原なぎさ先生、溝上薬局・管理栄養士の木村早希さん、株式会社ミズの溝上泰弘会長、吉村知加子さん、そして株式会社アスコムの菊地貴広さんと、編集スタッフの半澤則吉さん、印田友紀さん。

毎月のようにみんなでオンラインミーティングで準備を重ね、佐賀県に関係者全員が集い、おもしろい本づくりができました。心から感謝いたします。

医師　鎌田　實

医師のぼくが50年かけてたどりついた 鎌田式長生き食事術

発行日　2023年 12月11日　第 1 刷
発行日　2024年 11月15日　第22刷

著者　鎌田 實

本書プロジェクトチーム
編集統括　柿内尚文
編集担当　菊地貴広
編集協力　半澤則吉、smile editors（印田友紀）
企画協力　原なぎさ（佐賀大学医学部附属病院）、木村早希、吉村知加子（株式会社ミズ）
デザイン　田村梓（ten-bin）
DTP　藤田ひかる（ユニオンワークス）
写真　中村圭介、PIXTA（P57、P59、P63、P67、P69、P95、P99の食材写真）
イラスト　てらいまき
校正　柳元順子

営業統括　丸山敏生
営業推進　増尾友裕、綱脇愛、桐山敦子、相澤いづみ、寺内未来子
販売促進　池田孝一郎、石井耕平、熊切絵理、菊山清佳、山口瑞穂、
吉村寿美子、矢橋寛子、遠藤真知子、森田真紀、氏家和佳子
プロモーション　山田美恵

編集　小林英史、栗田亘、村上芳子、大住兼正、山田吉之、大西志帆、福田麻衣、
小澤由利子
メディア開発　池田剛、中山景、中村悟志、長野太介、入江翔子、志摩晃司
管理部　早坂裕子、生越こずえ、本間美咲
発行人　坂下毅

発行所　株式会社アスコム

〒105-0003
東京都港区西新橋2-23-1　3東洋海事ビル
TEL：03-5425-6625

印刷・製本　中央精版印刷株式会社

© Minoru Kamata　株式会社アスコム
Printed in Japan ISBN 978-4-7762-1322-2

本書は著作権上の保護を受けています。本書の一部あるいは全部について、
株式会社アスコムから文書による許諾を得ずに、いかなる方法によっても
無断で複写することは禁じられています。

落丁本、乱丁本は、お手数ですが小社営業局までお送りください。
送料小社負担によりおとりかえいたします。定価はカバーに表示しています。